Selbsterfahrung durch Malen und Gestalten

Martin Schuster
Hildegard Ameln-Haffke

Selbsterfahrung durch Malen und Gestalten

Die therapeutische Kraft der Kunst nutzen

2., aktualisierte Auflage

hogrefe

Prof. Dr. Martin Schuster, geb. 1946. Verhaltenstherapeut und Kunsttherapeut. 1976–2010 Akademischer Rat am Institut für Psychologie der Universität zu Köln. Autor zahlreicher Aufsätze und Bücher zu Themen der Kunstpsychologie und Kunsttherapie, wie z. B. „Psychologie der Kinderzeichnung" und „Museumspsychologie. Erleben im Kunstmuseum", sowie auch zur Psychologie des Lernens und zu Themen der Psychotherapie.

Dr. Hildegard Ameln-Haffke, geb. 1958. Lehrerin Sek. I (Kunst/Musik), Diplom-Heilpädagogin (Kunsttherapie/Musiktherapie), Psychotherapeutin (HPG), Sandspieltherapeutin (DGST). Von 2011–2019 wissenschaftliche Mitarbeiterin am Lehrstuhl Allgemeine Heilpädagogik der Universität zu Köln, dort Leiterin des Arbeitsbereiches Heilpädagogische Kunsterziehung/Kunsttherapie. Veröffentlichungen zu kunstpädagogischen, kunsttherapeutischen und sonderpädagogischen Themen sowie zur Museumspädagogik und Museumspsychologie.

Bibliografische Information der Deutschen Nationalbibliothek
Die Deutsche Nationalbibliothek verzeichnet diese Publikation in der Deutschen Nationalbibliografie; detaillierte bibliografische Daten sind im Internet über http://dnb.dnb.de abrufbar.

Hogrefe Verlag GmbH & Co. KG
Merkelstraße 3
37085 Göttingen
Deutschland
Tel. +49 551 999 50 0
Fax +49 551 999 50 111
info@hogrefe.de
www.hogrefe.de

Umschlagabbildung: © Hildegard Ameln-Haffke, Köln
Satz: ARThür Grafik-Design & Kunst, Weimar
Druck: mediaprint solutions GmbH, Paderborn
Printed in Germany
Auf säurefreiem Papier gedruckt

2., aktualisierte Auflage 2021

(E-Book-ISBN [PDF] 978-3-8409-3059-1; E-Book-ISBN [EPUB] 978-3-8444-3059-2)
ISBN 978-3-8017-3059-8
https://doi.org/10.1026/03059-000

Vorwort

Wir sind beide Kunsttherapeuten[1] und auch Hobbymaler. Wir haben selbst erfahren, dass das Malen und Gestalten eine stimmungsverbessernde und beruhigende Wirkung haben kann. So wurde die Idee geboren, eine Anleitung zu schreiben, wie jeder diese therapeutische Kraft des Malens für sich nutzen kann.

Auch die gegenwärtige Kunst macht dem Betrachter wiederholt „therapeutische" Angebote. Dabei lernt er auch Verdrängungen und Bruchstellen der Kultur kennen, er lässt sich provozieren oder ermahnen. Dies könnte man nahezu als „Therapismus" bezeichnen und passt zu unserem Vorhaben. An vielen Stellen des Buches wurden Kunstwerke als Ideenquellen für Mal- und künstlerische Übungen genutzt.

Die Künstler und Kunstwerke, die wir dabei erwähnen, können wir leider nicht abbilden. Da es sich meist um bekannte Werke und Künstler handelt, lassen sich Darstellungen dazu aber leicht mit den Bild-Suchmaschinen im Internet finden. Stattdessen gibt es zur besseren Verständlichkeit umso mehr Illustrationen zu den vorgeschlagenen Übungen.

Wenn wir Fallbeispiele aufgrund unserer Erfahrungen schildern, haben wir nicht namentlich zwischen den beiden Autoren unterschieden. Wir schreiben dann der Einfachheit halber „der Autor" oder „die Autorin".

Tipps für die Nutzung des Buches

Fragt man die Mitmenschen, welche Musik sie z. B. zur Stimmungsaufhellung hören, so bekommt man eine breite Auswahl aufgezählt: Von Technomusik über Rock bis zur klassischen Musik ist alles dabei.

1 Zugunsten einer besseren Lesbarkeit verwenden wir im Text in der Regel das generische Maskulinum. Diese Formulierungen umfassen gleichermaßen alle Geschlechter (m/w/d). Die verkürzte Sprachform hat nur redaktionelle Gründe und beinhaltet keine Wertung.

Es gibt also sehr individuelle Musik-Bedürfnisse. Ähnlich verhält es sich mit der Kunst und dem Gestalten: Eine Gestaltungsverordnung „auf Rezept" ist nicht möglich. Jede Leserin, jeder Leser sollte im Folgenden selbst herausfinden, was ihr/ihm persönlich wohltut.

Unser Buch enthält ein breites Spektrum an künstlerischen Übungen, die für spezielle Symptomatiken besonders geeignet sind. Während anfangs eher Einzelpersonen im Fokus stehen, sind gerade in Kapitel 11 auch Gruppen und Familien die Zielgruppen: Das Therapeutisch-Dialogische und die Freude am gemeinsamen Gestalten stehen im Vordergrund.

Nachfolgend eine Art „Kompass":

So finden Sie, liebe Leserin, lieber Leser, zu Beginn eine Einführung in das Kunsthobby und seine möglichen Wirkungen (Kapitel 1): Das Verständnis für das Künstlerisch-Therapeutische soll geweckt werden.

Es folgen erprobte therapeutische Malaufgaben aus dem Bereich der Psychologie und Kunsttherapie (Kapitel 2), die generell für alle Symptomatiken hilfreich sein können.

Die kunsttherapeutische Auseinandersetzung mit der eigenen Biografie kann interessante Erkenntnisse hervorbringen (Kapitel 3): Es geht hier z.B. um das Aufarbeiten von Gefühlen, auch um persönliche emotionale Kompetenzen.

Weil künstlerisches Gestalten befreiend und entspannend wirken kann – viele Menschen fühlen sich wegen des entstehenden „Flows" (selbstvergessenes Tun) geradezu glücklich –, wird der therapeutische und stärkende Nutzen von Kreativität herausgestellt (Kapitel 4).

Die künstlerischen Aufgaben zur Kontrollgewinnung oder -aufgabe (Kapitel 5) zielen auf die Stärkung von sozialen Kompetenzen, was einerseits z.B. die Vernachlässigung von zu großer Ängstlichkeit, andererseits aber auch die von zu starker Kontrollbildung fokussiert.

Die ausführlichen Anleitungen zum meditativen Malen (Kapitel 6) knüpfen bewusst daran an: Es geht um die Herstellung von Ordnung –

dann, wenn alles unübersichtlich und chaotisch erscheint – oder auch um das Loslassen von zu viel empfundener Last im „ordnenden“ Malen und Gestalten.

Dem heilenden und wohltuenden Nutzen von Ritualen wird nachgespürt und es werden dazu Anregungen empfohlen (Kapitel 7): Gerade Trauer- und Loslöseprozesse sind oft unvollständig und können künstlerisch noch einmal durchlebt und vervollständigt werden. Das Erstellen von Glücksbringern verhilft sowohl dem Gestaltenden als auch dem Beschenkten zu mehr Hoffnung und Verbundenheitsgefühl, es geht um den Gewinn von Zuversicht.

Künstlerische Materialen und deren kreativ-therapeutischer Einsatz bestimmen die folgenden Kapitel (Ton: Kapitel 8; Papier und Gips: Maskenbau in Kapitel 9 und Sand: Sandspieltherapie in Kapitel 10): Gerade die tastbare und formbare Materialität und das Gestalten mit den Händen wirkt nachhaltig körperlich entlastend.

Die gemeinschaftliche Arbeit mit Kindern oder Gruppen und der künstlerische Austausch und Dialog untereinander bilden den Abschluss in den Empfehlungen von Selbsterfahrungs- und Gestaltungsmethoden (Kapitel 11).

Malanfänger und noch unschlüssige Leserinnen und Leser finden am Buchende (Kapitel 12) wichtige Hinweise und Hilfen, Mal-Empfehlungen und auch Bezugsquellen für den Materialeinkauf.

Köln und Bonn, im Sommer 2020

Martin Schuster
Hildegard Ameln-Haffke

Inhalt

1 Das Kunsthobby als Therapie? Eine Einführung

Zu Beginn gehen wir auf einige Fragen ein, die man an das Buch stellen kann.

1.1 Wie wirkt das Malen auf seelische Prozesse?

Jeder Hobbykünstler weiß, dass das Malen die Stimmung beeinflusst. Man kann sich beim Malen in ein bestehendes Gefühl vertiefen oder sich auch aus dem Strom der täglichen Sorgen ausklinken. Neuere Therapieansätze ordnen dies z. B. dem Bereich der „Achtsamkeit", „aktiven Aufmerksamkeitslenkung" oder sogar dem „Mentaltraining" zu. Neurowissenschaftliche Untersuchungen gibt es zu diesem Phänomen allerdings bislang wenige. Eine israelische Studie konnte 2017 bei Probanden zeigen, dass beim Malen das Belohnungssystem im Gehirn aktiv ist (vgl. Kaimal, Ayaz, Herres, Dietrich-Hartwell, Makwana, Kaiser et al., 2017, S. 85–92).

Daher lassen wir in diesem einleitenden Kapitel Menschen zu Wort kommen, die in der Selbstbeobachtung und in ihrer sprachlichen Umsetzung besonders geschickt sind, nämlich Schriftsteller und Dichter. Viele von ihnen liebten das künstlerische Malhobby und schrieben ihre Erfahrungen damit auf (Friedman, 2008, S. 7): Hesse beschrieb die „völlig neue Freude", die er im Alter von Vierzig kennenlernte: „Das Malen ist wunderbar; es macht zufriedener und geduldiger. Man hat nachher nicht, wie beim Schreiben, schwarze Finger, sondern rote und blaue." Auch Mark Twain spürte die verändernde Wirkung, die die Erschaffung von Kunst auf ihn hatte, er bemerkte: „In letzter Zeit erlebe ich ein neues, glückliches Leben … Es lässt mich in eine sakrale Verzückung geraten, zu sehen, wie sich ein Portrait unter meinen Händen entwickelt, Seele annimmt". Und D. H. Lawrence schwärmte: „Mein ganzes Leben lang bin ich immer wieder zum Malen zurückgekehrt, weil es mir eine Art von Vergnügen bereitet, die Wörter niemals bereiten können." Henry Miller sprach davon, er schiebe die „Belohnung des Malens" für ein oder zwei Stunden vor dem Abendessen ein. Evelyn Waugh bekannte: „Ich arbeitete mit dem Pinsel und war vollkommen glücklich dabei, was ich beim Lesen oder Schreiben nicht war".

Die Malerin Niki de Saint Phalle hat die heilende Kraft des Kunstschaffens in der Maltherapie einer Psychiatrie entdeckt. Sie litt unter dem Trauma des sexuellen Missbrauchs durch ihren Vater, den sie dann später in ihrer Kunst weiterhin bearbeitete. Sie schuf sogenannte „Schießbilder": Sie schoss auf Farbsäckchen, deren Farben dann auf der Leinwand zerplatzten. Sie stellte sich vor, auf Männer, auf Väter und Brüder zu schießen. Die Wut wurde dabei entladen (Katharsis; vgl. Abb. 1). Später setzte sie sich mit ihren Nanas mit der Rolle der Frau auseinander und fand dabei zu einer positiven Identifikation auch mit der weiblichen Sexualität.

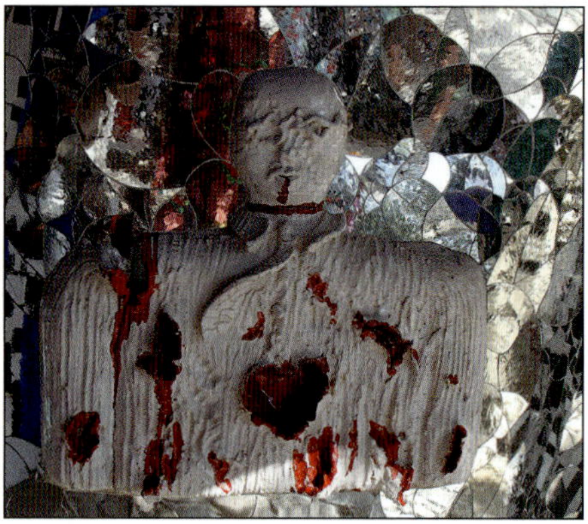

Abbildung 1: Niki de Saint Phalle, Giardino dei Tarocchi – Detail: Aggression und Liebe gegenüber der Vaterfigur sind in dieser Skulptur abzulesen.

Viele Maler haben in Briefen und Autobiografien von der beruhigenden, ja heilenden Kraft des Malens berichtet. Van Gogh schreibt beispielsweise in den Briefen an den Bruder Theo, dass das Malen seine unerträglichen inneren Spannungen mildert. Bald wurde in den Psychiatrien entdeckt, dass gerade die Malerei in der Beschäftigungstherapie einen günstigen Einfluss auf die Kranken hat. Die Kunstsammlung des Psychiaters Hans Prinzhorn von 1922 und seine wegweisende Veröffentlichung „Die Bildnerei der Geisteskranken" belegten dies.

In der Kunsttherapie werden die günstigen Wirkungen der Malerei systematisch eingesetzt, aber kann man sich mit der Malerei auch selbst therapieren?

1.2 Kann man sich selbst therapieren?

Ja natürlich, die meisten körperlichen Krankheiten und seelischen Probleme werden durch Mechanismen der Selbstheilung überwunden. Oft liegt die Erfolgsrate von Psychotherapie gar nicht dramatisch über der Rate der spontanen Selbstheilung. Menschen sind – wie in allen Lebenslagen – auch in Hinsicht auf ihren Umgang mit seelischen Problemen erfinderisch und die Psychotherapeuten könnten sicher viel davon lernen, wie Menschen sich selbst geholfen haben. Nur im Ausnahmefall aber gibt es aufmerksame Kollegen, denen solche ungewöhnliche Methoden im Umgang mit seelischen Problemen auffallen und die versuchen, sie in ihre Therapien zu integrieren.

Manchmal verschwinden seelische Probleme einfach so, ohne dass irgendetwas Besonderes unternommen wurde. Manchmal erfinden Betroffene ganz originelle Vorgehensweisen. Hier im Beispiel eine fast „kunsttherapeutische“ Methode (vgl. den Einsatz von Masken unter Kapitel 9).

Beispiel:

Philip G. Zimbardo (der berühmte Autor von Büchern über Schüchternheit) hatte einen Bruder Georg, der als Kind extrem schüchtern war: Deshalb konnte er nicht einmal eingeschult werden. Die Mutter wusste, dass es ihm im Umgang mit anderen Menschen half, wenn er eine Maske tragen konnte. Sie sprach mit den – verständnisvollen – Lehrern und sie erlaubten Georg, dass er mit einer Papiermaske den Schulunterricht besuchte. Erst nach einigen Monaten, als er gern an einem kleinen Theaterstück teilnehmen wollte, zu dem die Maske nicht passte, nahm Georg die Maske ab. Die Einschulung war auf diese Weise gelungen (Zimbardo, 1990).

Manchmal machen es Menschen ganz spontan so, wie es auch ein Psychotherapeut versuchen würde. Sie kämpfen sich immer wieder durch angsterregende Situationen, dadurch wird die Angst gelöscht. Man setzt sich mutig den anfallenden Panikattacken aus und tut damit genau das, was auch der Therapeut empfehlen würde.

Man kann sich in dieser Hinsicht Anregungen holen: Selbsthilfebücher setzen zumeist die in der Psychotherapie bewährten Maßnahmen so um, dass sie sich für die Selbstanwendung eignen.

Manche Menschen können extreme Bedingungen seelisch gesund überstehen, Missbrauch, Katastrophen schwere Verluste der eigenen Gesundheit oder der Unversehrtheit des Körpers, ohne daran zu zerbrechen (man spricht hier von „Resilienz“). Wie unterscheiden sie sich von ihren weniger stabilen Leidensgenossen? Sie haben bestimmte Verhaltensweisen, die sie widerstandsfähig machen, sie blicken optimistisch in die Zukunft, glauben daran, dass sie durch ihr Verhalten etwas bewirken können. Auch von ihnen kann man lernen, ein psychisch gesundes Leben zu führen.

1.3 Können künstlerische Tätigkeiten zur seelischen Gesundheit beitragen?

Nehmen wir die Kinderzeichnung: Sie erfüllt im Leben der Kinder eine wichtige Funktion. Das Leiden unter der Machtlosigkeit der Kindheit wird durch Fantasiebefriedigungen ausgeglichen. Man malt die Geborgenheit des Hauses, gerade wenn sie nicht selbstverständlich ist. Kleine Jungen leben ihre Machtwünsche in Kampf- und Kriegsszenen aus, kleine Mädchen bearbeiten ihre Bindungswünsche.

Aus der Betrachtung der Kinderzeichnung ist vielleicht ein Merkmal seelischer Beeinflussung durch künstlerische Tätigkeiten zu verstehen. Sie wirkt eine Zeit lang, dann müsste die Malaktion wiederholt werden. Das kindliche Minderwertigkeitsgefühl kann eine Weile lang durch das Malen von Ritterburgen oder Raumschiffen befriedigt werden, dann lädt es sich durch Erziehungsereignisse wieder auf.

Viele alternde Maler haben ihre sexuellen Bedürfnisse auch durch das Malen von erotischen Motiven bearbeitet (so z.B. Picasso, Picabia, Delvaux, Klinger). Die große Zahl derartiger Motive in ihrem Spätwerk zeigt, dass sie diesen Trieb immer wieder im Malen bearbeiteten.

Mit psychoaktiven Ritualen verhält es sich genauso: Der Sündenbock, das Osterlamm etc., muss immer wieder geopfert werden, um aggressive Spannungen in der Gruppe zu entladen.

Viele Rituale, wie Gottesdienste, oder wie der Brauch des Karnevals etc., finden daher in vorgesehenen Zeitabständen immer wieder statt. So kann auch bei vielen unserer Malaufgaben erwartet werden, dass sie für eine Zeit lang entlastend wirken, aber nicht, dass sie dauerhaft die Psyche und (natürlich) nicht die äußere Situation verändern können. Aber eben auch eine zeitweilige Entlastung verbessert das Wohlbefinden und erlaubt dadurch ein gehobenes seelisches Funktionieren, das wiederum zu dauerhaften Veränderungen beitragen kann.

Bei den sogenannten „geisteskranken Künstlern“ (Begrifflichkeit des beginnenden 20. Jahrhunderts, heute: „Outsider-Künstler“) kann man beobachten, wie sie sich symbolisch selbst zu helfen versuchten. Inhalte, die mit aufkeimenden Schuldgefühlen verbunden waren, wurden durch undurchdringliche Linien abgegrenzt. Dem eigenen Chaos wurde die geordnete Symmetrie auf dem gemalten Blatt entgegengesetzt (vgl. Adolf Wölfli). So wurde die allgemeine „Beschäftigungstherapie“ in den Psychiatrischen Anstalten bald zu einer bewusst eingesetzten Maltherapie.

Gerade die heutigen Künstler bieten dem Betrachter weniger den Genuss von Schönheit, sondern fordern diesen zum Dialog auf.

Tatsächlich gibt es zwei Studien, die den förderlichen Einfluss des Malens belegen (Bell & Robbins, 2007): Die 50 erwachsenen, seelisch gesunden Versuchspersonen werden nach Zufall auf zwei Gruppen aufgeteilt. Die erste Gruppe malt 20 Minuten lang mit verschiedenen Farbstiften. Die Kontrollgruppe sieht während der gleichen Zeit Bilder aus einem Kunstbuch an. Beide Gruppen werden dann einer Maßnahme ausgesetzt, die – in milden Maße – zu einer besorgten Stimmung beiträgt: Sie sollen ihre schwersten aktuellen Sorgen auf einen Zettel aufschreiben. Der Zettel wird nicht eingesammelt, sodass für die Versuchspersonen kein Anlass besteht, aktuelle Sorgen etwa zu verheimlichen. Beide Gruppen werden also in gleichem Maße durch die sorgenvollen Gedanken beeinflusst.

Sodann wird, bevor das Malen bzw. das Betrachten der Kunstbilder beginnt, die Ängstlichkeit und die allgemeine Besorgtheit mit einem Fragebogen erhoben. Der gleiche Fragebogen wird nach der Tätigkeit noch einmal angewandt. Dabei zeigt sich bei der Malgruppe eine starke Reduzierung von Besorgtheit und Ängstlichkeit. Dagegen gibt es in der Gruppe, welche die Bilder betrachtete, was ja auch eine entspannende Tätigkeit darstellt, nur eine geringe, nicht signifikante Verbesserung! Die Maltätigkeit hat also im Vergleich zu anderen Tätigkeiten eine förderliche Wirkung. Diese Wirkung konnte sich gemäß dieser Studie ja ganz ohne die Mitwirkung eines Therapeuten entfalten!

Obwohl der Hobbykünstler für die Psychologie nahezu ein unbeschriebenes Blatt ist, gibt es doch eine weitere Studie, die eine positive Antwort nahelegt. Reynolds und Kee (2007) führten eine Interview-Studie mit 12 Frauen durch, die sich in einer Krebsbehandlung befanden bzw. mit einem diagnostizierten Krebs lebten, und die ein Malhobby ausübten. Sie wurden danach befragt, welche Auswirkungen das Malhobby auf ihr Befinden habe. Es zeigte sich, dass sie ihrer Meinung nach weniger auf ihre Krankheit fixiert waren, dass sie ihre Kontinuität als die gleiche Person leichter wahrnehmen konnten, dass sie ein besseres Selbstwerftgefühl hatten und sich dadurch insgesamt besser fühlten.

Einige Aussagen der Hobbykünstlerinnen sind hier wiedergegeben (Reynolds & Kee, 2007, S. 3 ff.):

> „Das Kunstwerk steht für etwas in meinem Leben. Ich werde es einrahmen lassen. Es ist eine Phase meines Lebens, durch die ich durchgegangen bin."
>
> (Hier sehen wir, was das Kunstwerk leisten kann: Es kann die Krankheit sozusagen nach außen verlagern.)
>
> „4 oder 5 Stunden gehen vorüber, ohne dass man daran denkt. Es ist wunderbar, du denkst an nichts anderes und das ist das Tolle daran."
>
> „Ich habe nicht mehr viele Herausforderungen. Ein schwieriges Kunstwerk zu gestalten ist hilfreich."
>
> „Wenn Du manchmal hübsche Fotos mitschickst oder ein kleines Kunstwerk oder so etwas, ist das nicht so deprimierend für die Menschen, die es empfangen. Besser, als zu sagen: Diese Woche war ich wieder im Krankenhaus. … Die Leute sind schon besorgt und sie wollen auch wissen, was ge-

rade vor sich geht, aber sie wollen das Leid auch nicht unbedingt mit ertragen. Es ist schöner, etwas Erfreuliches zu schicken.“

Auch im Umkreis der Autoren gibt es solche Erfahrungen. Interessant ist an dem Beispiel, dass auch die künstlerische Arbeit mit den neuen Medien die gleiche segensreiche Kraft entfaltet:

Beispiel:

Wolfgang wurde nach einer Krebserkrankung der gesamte Magen entfernt. Er berichtet, dass sein künstlerisches Hobby ihm sehr geholfen hat, die schwere Zeit der Behandlung zu überstehen. Er gestaltete nämlich surrealistische Bilder im Computer-Bildbearbeitungsprogramm Photoshop.

1.4 Was ist besonders am Kunst-Hobby, damit es therapeutisch wirken kann?

Gerade das Malen ist aus fünf Gründen in besonderem Maße „psychoaktiv“:

1. Beim Malen gerät man in eine Trance. Die Zeit vergeht schnell, ohne dass man es bemerkt, man vergisst Zeit und Ort. Das passiert auch schon, wenn bildhafte Denkprozesse aktiviert werden. Auch im Kino fallen viele Menschen in eine tiefe Trance und sie fühlen sich, als ob sie erwachen, wenn der Film zu Ende ist. Der Dichter Edmond de Goncourt schreibt über das Zeichnen und die Radierkunst „welche einen nicht nur vollkommen die Zeit, sondern auch die Ärgernisse des Lebens und alles andere auf der Welt vergessen lässt. Ganze Tage geht man vollkommen darin auf.“ (Friedman, 2008). Andere sprechen von einem „Rausch“ in den sie durch das Malen geraten.
   Bildhaftes Denken seinerseits vertieft die Trance. Beim Malen sieht man die Wirkung der Malspur auf dem Bild und stellt sich dabei den nächsten Malstrich vor. In diesem Wechselspiel von Wirkung und Vorstellung vertieft sich die malerische Trance. In der Trance ist man besonders empfänglich für Suggestionen. Das nutzt die politische Propaganda bei der Beeinflussung der Filmproduktion; das nutzen aber auch bewährte therapeutische Verfahren wie die Hypnotherapie.

Heilsame Bildvorstellungen können dann fest in der unbewussten Welt des bildhaften Denkens verankert werden. Als die Menschen noch nicht über eine medizinische Wissenschaft verfügten, wurden auch die körperlichen Krankheiten in einer therapeutischen Trance behandelt, die der Schamane beispielsweise durch Trommelschlagen und Gesänge einleitete. In ihr gab er bildhaft z. B. die Suggestion, dass die Seele wiedergefunden oder dass die Krankheit vertrieben werden kann. Die Erfolge der schamanistischen Kur waren erheblich!

Beispiel:

Iris spannt Fäden über ein Brett (vgl. Abb. 2) und gestaltet so schöne geometrische Bilder. Gerade beim Nageln der Knüpfpunkte an den Seiten der Grundplatte, also bei einer gleichförmigen Tätigkeit, kann sie in tiefe Trance geraten. Dies ist auch deshalb möglich, weil das Nageln irgendwie wie eine „sinnvolle" Tätigkeit erscheint und nicht einfach Müßiggang ist.

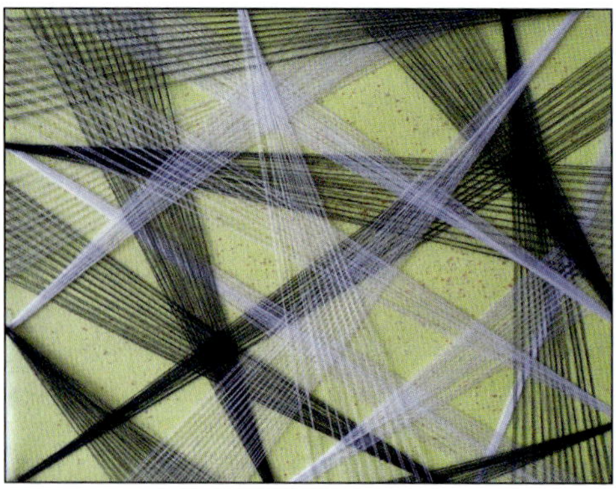

Abbildung 2: Iris spannt mit Fäden eine Ordnung auf.

2. Das Malen aktiviert das bildhafte Denken und spielt natürlich Bilder in die Gedächtnisdatenbanken ein. Unser Denken in Worten ist eine späte Errungenschaft der Evolution, davor liegt ein Denken in Bildern, das ein wenig unbewusst ist, aber gleichzeitig einen viel direkteren Zugang zu Körperprozessen hat. Ein Beispiel macht das deutlich: Das Wort „Zitrone" allein führt zu keinen besonderen körperlichen Reaktionen. Die Vorstellung der gelben Zitronenhaut, des gelben Fruchtfleisches, evtl. eines Spritzers des Zitronensaftes auf unserer

Zunge löst – so würde man erwarten – auch jetzt bei Ihnen beim Lesen – einen leichten Speichelfluss aus. Beim Malen lernen wir selbst etwas über die inneren Vorstellungen, welche Bildvorstellungen, Befürchtungen und Hoffnungen unser bildhaftes Denken birgt. Wir können diesem Denken aber auch Vorbilder geben.

3. Mit der Muttermilch haben wir aufgenommen, dass man mit Worten lügen kann. „Mama kommt gleich wieder" wird gesagt, manchmal stimmt es nicht. Wenn das Kind die Mama aber sieht, dann ist sie da. Dem, was er selbst sieht, kann der „ungläubige Thomas" vertrauen. Wenn also etwas gesehen werden kann, glauben wir es. Die Werbung bedient sich dieser Tendenz, aber auch der Maler kann im Bild etwas Wirklichkeit werden lassen, was er anstrebt und damit bekommt es auch ein Stück Wirklichkeit.
   In der Religionsausübung gibt es viele Rituale, die die Beteiligten sehen, hören, schmecken und fühlen. Sie können die Seele beeinflussen, im günstigen Falle therapieren. Nachfolgend gehen wir auch auf die Gestaltung von Ritualen ein (vgl. Kapitel 7). In der politischen Propaganda, speziell des Dritten Reiches, waren es ganz besonders die Rituale der Parteitage und Aufmärsche, welche die Massenseele beeindrucken konnten.
4. Die Farben des Frühlings erfreuen uns und hellen unsere Stimmung auf. Das Grau des Winters dagegen kann niedergeschlagen machen. Der Umgang mit Malfarben ist auch ein emotionales Ereignis. Allein das Mischen einer schönen und interessanten Farbe kann uns in einen Bereich positiver Gefühle hineintragen, der sich dann einprägt und in Zukunft in verstärktem Maß zur Verfügung steht. Über die Wirkung der Farben auf das „Gemüth" hat schon Goethe nachgedacht, seine Farbenlehre ist für den Hobbymaler (auch Goethe war ein engagierter Hobbymaler) sicher eine spannende Lektüre. Die anthroposophisch orientierte Maltherapie geht davon aus, dass Farben und Formen den Menschen seelisch bewegen. Bestimmten Farben und Formen werden verändernde Kräfte zugesprochen. So soll u. a. die Farbe Rot wärmen, Gelb die Sinne wecken, Blau verinnerlichen, Grün ruhigen Ausgleich schaffen, Orange Licht geben und stärken und Violett die Seele erweitern. Auch bestimmte Farbkombinationen haben nach dieser Auffassung ihre eigene, beeinflussende Wirkung.
5. Das Malen erzeugt einen ganz besonderen Geisteszustand, das sogenannte „Flow-Erlebnis". Anforderungen und Fähigkeiten befinden

sich in einem Gleichgewichtszustand, d. h., die Fähigkeiten sind eben so groß, um die gestellten Anforderungen (leicht) zu bewältigen. So einen Zustand hat Mihály Csikszentmihalyi (2012) bei Bergsteigern und Schachspielern erforscht.

Vielleicht erinnern Sie sich, dass Ihre Großeltern in Ruhepausen, um zur Ruhe zu kommen oder um sich abzulenken, Patiencen legten oder Solitaire spielten. Heute gibt es diese Spiele natürlich auch noch und sie erfreuen sich weiterhin ihrer Beliebtheit. Aber wir konnten in gleicher Weise beobachten, dass man auch über das Malen und über künstlerische Aktionen in einen selbstvergessenen Zustand kommen kann, den Glücksforscher als „Flow“ bezeichnen: Beim Malen und Gestalten vergaßen die Menschen alles um sich herum, gingen ganz in der Tätigkeit auf und empfanden aufgrund dessen Glücksgefühle. Beim künstlerischen Tun übt man also das Glücklichsein ein!

Man kann die therapeutische Kraft des Malens nicht drastischer betonen, als dies Hermann Hesse (1980/1925, S. 90) tat: „Es ist so, dass ich längst nicht mehr leben würde, wenn nicht in der schweren Zeit meines Lebens die ersten Malversuche mich getröstet und gerettet hätten.“

Und an anderer Stelle: „Seit Jahren bin ich auch mit Malen und Zeichnen beschäftigt, mein Ausweg um in bittersten Zeiten das Leben ertragen zu können und um Distanz von der Literatur zu gewinnen.“

1.5 Gibt es einen Zusammenhang von Kreativität und seelischer Gesundheit?

Ist Malen kreativ? Fördert Kreativität die Gesundheit? Ein „Ja“ auf diese beiden Fragen wäre zu einfach. Heutige Künstler müssen innovativ sein und denken von daher beim Begriff „Malen“ die „Kreativität“ gleich mit. Der Hobbykünstler, der eine Landschaft oder ein abstraktes Bild malt, bewegt sich dabei allerdings meist in traditionellen Bahnen. Kreativ im künstlerischen Sinne ist er nicht. Er erschafft zwar etwas, das vorher nicht da war, es ist aber nicht innovativ. In unserem Buch werden Übungen vorgeschlagen, wie auch der Hobbymaler kreativ – im Sinne von innovativ – sein kann.

Überträgt sich die Kreativität im Bild auf die Lebensführung? Notwendig ist das wiederum nicht. Der Autor kennt kreative Künstler, die aber eben ganz konservativ und konventionell leben. Das abweichende Leben des Bohemiens ist eher eine traditionelle (und daher auch nicht kreative) Selbstinszenierung, also nicht Ergebnis der ins Leben überschäumenden Kreativität. Die Verwirklichung von Kreativität im Alltag muss man wollen und üben. Hier können Anregungen gegeben werden, aber diese Bestrebung reicht über den Fokus des Buches auch schon ein wenig hinaus (vgl. hierzu Schuster, 2016).

Wie wirkt sich nun Kreativität im Leben aus? Wer kreativ lebt, hat für Problemlösungen eben mehr Optionen, als der konventionelle Mitmensch, der nur in ausgefahrenen Bahnen handelt: Er ist nicht so „festgefahren". Das könnte zur Zufriedenheit und zur seelischen Gesundheit beitragen. Andererseits weicht er in seinen Ansichten und in seinen Handlungen eben von den Meinungen und Handlungen der Mitmenschen ab, das könnte missbilligt werden. Vielleicht ziehen sich deshalb kreative Menschen oft etwas aus dem sozialen Kontakt zurück. Denken Sie nur daran, welchen Konformitätsdruck Jugendgruppen ausüben und stellen Sie sich vor, ein kreativer Jugendlicher kleidete sich im Trachtenlook (eine kreative Abweichung). Diesen mutigen Jugendlichen würde die Gruppe der Gleichaltrigen sogleich verstoßen. Eine Bestrafung, so schlimm wie die Verbannung in der Antike. Dies könnte die seelische Gesundheit möglicherweise beeinträchtigen. Die Antwort ist also gar nicht so klar: Manchmal ist Kreativität gefordert, um neue Anpassungen im Leben zu erreichen, ständige Kreativität kann aber auch ein wenig einsam machen.

1.6 Kann der Hobbykünstler hoffen, vom Kunstmarkt wahrgenommen zu werden?

Selbstwertgefühl könnte ja auch gewonnen werden, wenn die eigenen Werke entdeckt würden, eine Galerie würde sie ausstellen, sie würden vielleicht teuer gehandelt. Das ist sicher eine Hoffnung, die mancher Hobbymaler – wenn auch vielleicht insgeheim – hegt. Die Wahrscheinlichkeit dafür ist allerdings sehr gering. Der Galerist will einen Künstler fördern, von dem er eine stabile Produktion erwarten kann, die sich vielleicht auch noch entwickelt. Er erwartet auch von seinem Künstler, dass er alles zum Ruhme seiner Werke tut, dafür alles in die Waagschale wirft, was er hat. Oder er nutzt den Ruhm, den der Künstler aus anderen Leistungen bereits erworben hat. Der Kunstmarkt steht fast nur dem Profi-Künstler oder dem Prominenten offen. In diesem Buch finden Sie entsprechend keine Anweisungen, wie man zu künstlerischem Erfolg kommt, sondern nur, wie man sein Malhobby persönlich (therapeutisch) nutzen kann.

Bei vielen Freizeitmalern kommt häufig ein Gefühl der Unzulänglichkeit auf, die naturalistische Darstellung gelingt nicht ausreichend, die Portrait-Ähnlichkeit will sich nicht einstellen oder die angestrebte Schönheit des Farbzusammenklanges kommt nicht zustande. Besonders, wenn man einem eher traditionellen Kunstbegriff anhängt, werden sich solche Gefühle einstellen. So hat der Dichter Lewis Carroll seine Versuche, die eigenen Texte zu illustrieren, entmutigt eingestellt. Lawrence Durell schreibt, dass er habe einsehen müssen, nicht Picasso zu sein, um seine Malversuche fortzusetzen. In jüngster Zeit und nach der Akzeptanz der abstrakten Malerei ist der Anforderungsdruck auf die Malkompetenzen geringer geworden. Wie auch immer: Beim Malen zu therapeutischen Zwecken geht es ja nicht darum, ein künstlerisch wertvolles Produkt zu schaffen. So kann diese Grundintention das Malen auch von zu hohen Anforderungen und daraus resultierenden negativen Gefühlen befreien.

1.7 Was kann ein (Kunst-)Therapeut, was man alleine nicht kann?

Eine Therapie ist im Wesentlichen ein Gespräch, in dem es um die Gefühle und Gedanken des Klienten geht. Das Gespräch in vertrauensvoller Atmosphäre ermöglicht es, Unformuliertes bewusst zu machen und angstfrei über alle Facetten der eigenen Innenwelt zu reden. In der Kunsttherapie werden zudem die nur halbbewussten bildhaften Kommunikationen aus den Produkten des Klienten besprochen und so einer bewussten Bearbeitung zugänglich gemacht. Diese wichtige Leistung der therapeutischen Sitzung kann man alleine kaum erreichen. Allerdings kann man sehr wohl das Gespräch mit vertrauten Personen suchen, oder solche kunsttherapeutischen Übungen in einer Gruppe ausführen, die sich zum gemeinsamen Gespräch trifft. Es hat sich in verschiedenen Studien gezeigt, dass Laien als Therapeuten fast so erfolgreich arbeiten können, wie ausgebildete Therapeuten (vgl. Garfield, 1988).

Der Kunsttherapeut hat es gelernt, Bilder zu verstehen und zu analysieren, kann also bei der Bewusstmachung der bildhaften Kommunikationen in besonderer Weise helfen. Gerade gegenüber der eigenen Bildproduktion mag man etwas „blind" sein, es sind ja die eigene Verdrängungsmechanismen am Werk. Wenn man Glück hat und einen Partner mit einer gewissen Sensibilität für Bildkommunikation findet, ist es sicher interessant zu fragen, was ein Partner in den jeweiligen Bildern sieht. Eine einzelne Meinung sollte man aber auf keinen Fall verabsolutieren, jeder Mensch projiziert eben seine eigene Problemlage auf die Bildelemente. Um dies zu verstehen, bzw. um dies einmal selbst zu erleben wird folgende Übung empfohlen:

Übung:

Suchen Sie ein Bild aus, das sie emotional anspricht, auf dem Menschen in einer Handlung abgebildet sind. Fragen Sie verschiedene Personen (natürlich jeweils allein, sonst übernehmen ihre Befragten nämlich leicht die Ansicht der Vorredner): „Was ist auf dem Bild dargestellt? Wie kommt es zu der Situation? Wie geht es weiter?" Sie werden darüber staunen, wie unterschiedlich die Antworten sind und in welch überraschendem Ausmaß die Antworten in Beziehung zu zentralen Lebensthemen der Befragten stehen.

Eine bewusste Bearbeitung in Worten kann auch allein gelingen: Beispielsweise kann man Bildteile „reden" lassen, in einen Dialog treten lassen. Man kann z. B. zu den bildhaften Ritualen des Abschiednehmens einen Abschiedsbrief schreiben etc. Auch ein Tagebuch kann „eine dritte Instanz" bilden, die zur Versprachlichung der Erlebnisse beim Malen und Gestalten einlädt. Es hat sich in vielen Studien gezeigt, dass Tagebuchschreiben allein einen therapeutischen Wert besitzt. In unserem Zusammenhang ist das Tagebuch noch wichtiger, weil es eben die Verbindung von Bildprozessen und bewusster verbaler Bearbeitung ermöglicht.

Vielleicht macht Ihnen die Beschäftigung mit den Aufgaben des Buches aber auch Lust, einmal an einer kunsttherapeutischen Gruppe oder einer Kunsttherapie oder vielleicht sogar einer Ausbildung zum Kunsttherapeuten teilzunehmen (Kunsttherapie meint eine Therapie, in der bildnerische Werke entstehen. Daneben gibt es Musik-, Tanz- und Literaturtherapien/Bibliotherapien, eine verständliche Einführung gibt Schuster, 2014).

1.8 Setzt der erfolgreiche und befriedigende therapeutische Einsatz des Malens und Gestaltens künstlerisches Talent voraus?

Als wir diesen Text konzipierten, haben wir an Leser gedacht, die Freude am Malen oder am kreativen Gestalten mit Materialien haben. Das scheint uns die Voraussetzung für den erfolgreichen Einsatz dieser Tätigkeiten zu therapeutischen Zwecken zu sein. Weitergehende Kenntnisse in naturalistischer Zeichnung, wie sie jeder von der Kinderzeichnung mitbringt, braucht man nicht. Je nach Vorkenntnis kann man leicht beherrschbare oder komplexere künstlerische Materialien einsetzen. Der Umgang mit Öl- und/oder Pastellkreiden ist besonders unproblematisch, sie müssen nicht trocknen, werden nicht zu Mischungen gerührt und verursachen kaum Verschmutzungen. Auch Acrylfarben sind geeignet, weil sie schnell trocknen und sich sehr gut übermalen lassen. Das Malen mit Wasserfarben und Ölfarben erfordert dagegen eine gewisse Erfahrung. Bei einigen Übungen werden noch spezielle Hinweise zu den Malmaterialien gegeben.

1.9 Wirkungen und Nebenwirkungen

Alles, was etwas bewirkt, kann auch unerwünschte Nebenwirkungen haben. Allein das Betrachten von Kunst kann ja unsere Stimmung beeinflussen und also auch eintrüben. In einem Einzelfall erlebte der Autor, dass allein die Betrachtung eines Kunstwerkes bei einer gefährdeten Person einen schizophrenen Schub auslöste. So können auch die hier vorgeschlagenen Übungen Nebenwirkungen haben. Dies eben in einem Rahmen, in dem alle Selbsthilfebücher auch Nebenwirkungen haben können. Die hier vorgeschlagenen Übungen sind aber so konstruiert, dass sie zu Stimmungsaufhellungen, zu mehr Selbstwertgefühl und insgesamt zu positiven Gefühlen führen.

Personen, die sich allerdings selbst als seelisch labil einschätzen oder von sich wissen, dass sie in psychotische Zustände geraten können, sollten besonders vorsichtig mit den vorgeschlagenen Übungen umgehen und im Fall von Beunruhigungen einen Psychotherapeuten, vielleicht einen Kunsttherapeuten, um Hilfe bitten.

2 Therapeutisches Malen

2.1 Wie sieht es aus, wenn „alles besser" ist? Der Kraft der Vorstellung eine Richtung geben (All-Better-Bild)

Unser Denken spielt sich weitgehend in Bildern ab. Diese kann man aber nicht mitteilen. Wir müssen unsere Vorstellungsbilder in Worte übersetzen, wenn wir sie mitteilen wollen. Diese Erfahrung hat jede Person gemacht, die einen Traum in Worte fassen will.

Mit gemalten oder vorgestellten Bildern könnte man allerdings in Kontakt zu dieser schwer zugänglichen Schicht des Denkens treten. Man könnte – sozusagen – ein „Vorbild" in das bildhafte Denken hineinspielen. Darum geht es in dieser Übung.

Inhaltlich kann sich die Übung auf jeden problematischen Sachverhalt beziehen, der sich ändern sollte bzw. den Sie ändern möchten.

Befürchtungen und Hoffnungen prägen sich auch in Vorstellungsbildern aus, bevor sie vielleicht für unsere Mitmenschen in Worte übersetzt werden. Wir sind gar nicht besonders geübt darin, die dazugehörigen inneren Bilder zu bemerken, z. T. laufen sie ganz unbewusst ab. Dennoch sind sie sehr mächtig und regulieren unsere Gefühle und Handlungen.

Der erste Schritt ist, dass Sie sich ein Vorstellungsbild davon machen, wie ein problematischer Sachverhalt ihres Lebens bildlich aussieht. Das kann eine direkte Umsetzung sein, eine übertragene Umsetzung oder sogar eine Umsetzung in abstrakten Formen. Vielleicht setzen Sie sich erst einmal hin, schließen die Augen und denken an den problematischen Sachverhalt. Dabei beobachten Sie die Vorstellungsbilder, die dazu aufkommen. So ein Vorstellungsbild malen sie nun. Bei der Ausgestaltung gefällt es Ihnen vielleicht, etwas hinzuzufügen oder zu modifizieren, Sie müssen sich nicht sklavisch an die Vorstellung halten. Sie können dazu ein Malmaterial verwenden, das Ihnen liegt.

Wenn das Bild fertig ist, betrachten Sie es und versuchen sich nun wieder vorzustellen, wie sich das entstandene Bild verändern müsste, wenn

„alles wieder gut" wäre. Lassen Sie sich wiederum etwas Zeit, bis sich eine schlüssige Vorstellung einstellt. Dieses „Alles wieder gut"-Bild (All-Better-Bild) malen sie nun. Es ist ratsam, darauf etwas Mühe zu verwenden, weil es nicht schadet, dieses Bild als Anregung und Lenkung für das innere bildhafte Denken an einer für Sie gut sichtbaren Stelle an der Wand Ihrer Wohnung aufzuhängen.

Schließlich können Sie überlegen, welche Ihrer Geschicklichkeiten oder Eigenschaften (Ressourcen) Sie einsetzen können, um den Zustand, wie sie ihn im ersten Bild festhielten, in den Zustand zu überführen, den das zweite Bild nun zeigt (vielleicht malen Sie auch diese Ressourcen einmal auf). Möglicherweise ist es sogar eine Eigenschaft, die Sie normalerweise gar nicht so besonders an sich schätzen, die Ihnen aber in dieser besonderen Aufgabe weiterhelfen kann.

Beispiel:

Karl war – auch bedingt durch eine autoritäre Erziehung, die oft von erheblichen Prügelstrafen begleitet war – im Laufe der Kindheit und Jugend rebellisch geworden. In der Schule machte es ihm z. B. Freude, die Position des „advocatus diaboli" einzunehmen, und er war stolz, wenn er es schaffte, sich nicht an die Regeln zu halten. Je wichtiger eine Person war, umso leichter konnte sie Karls Widerspruch auf sich ziehen. Als junger Erwachsener, in den ersten Stellen als Assistent in einer Rechtsanwaltskanzlei, erwies sich diese rebellische Einstellung als wenig nützlich. Die Widerworte und Angriffe gegen die erfahreneren und angesehenen Kollegen hatten negative Konsequenzen. Einflussreiche Klienten beschwerten sich über Karls Verhalten beim Leiter der Kanzlei. Karl gefiel seine Arbeit, eigentlich schätzte und bewunderte er seine älteren Kollegen, und er wollte gern seine Gewohnheit, widersetzlich und aufmüpfig zu sein, ablegen. In der Kunsttherapie wurde die Aufgabe gegeben, ein Bild des zu verändernden Zustandes zu malen und dann ein Bild, wie es aussehen würde, wenn alles wieder besser ist. Zudem sollte Karl malen, welche seiner Fähigkeiten oder Eigenschaften ihm helfen würden, den einen Zustand in den anderen zu überführen.

Karl wählt eine metaphorische Umsetzung: Die Autorität steht auf einer Säule, wie bei einem Denkmal, die rebellische Ansprache ist als Treten gegen den Fuß der Säule bildhaft umgesetzt. Daraufhin wendet sich die Autorität feindselig gegen den Angreifer (vgl. Abb. 3). Alles wäre gut, wenn Karl der Autorität den verdienten Respekt zollte. Das All-Better-Bild zeigt, wie er sich vor dem Säulenheiligen verbeugt (vgl. Abb. 4). Die Ressource, die ihm dabei helfen kann, ist eine gewisse allgemeine Ängstlichkeit, die auch aus der strengen Erziehung resultiert: Diese setzt er wiederum metaphorisch um. Er lässt sich von der Ängstlichkeit führen, statt auch ihr, wie sonst im Leben, Kontrollversuche entgegen zu setzen.

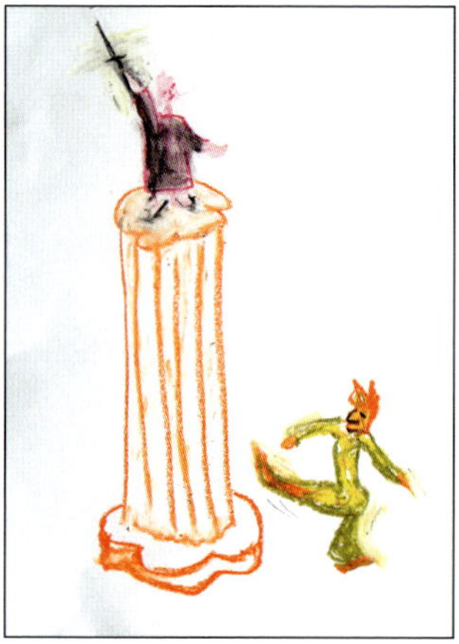

Abbildung 3: Die Autorität steht mit dem strafenden Schwert drohend auf der Säule, die Ich-Figur tritt rebellisch dagegen.

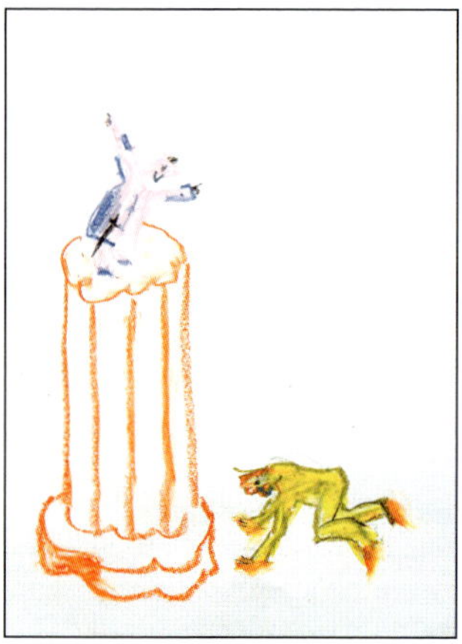

Abbildung 4: Besser wäre es, die Autorität mit einer tiefen Verbeugung anzuerkennen: Jetzt bleibt das Schwert in der Scheide.

Man hätte aber auch eine abstrakte Metapher wählen können: Die Autorität ist eine große, runde Masse, gegen die sich eine kleine spitze

Masse wendet und dabei zerquetscht wird. Es wäre besser, wenn auch die kleine Masse rund wäre, dann würde sie bei einem Zusammentreffen keinen Schaden nehmen (vgl. Abb. 5).

Man könnte einwenden, dass eine unbedingte Anpassung an jede Autorität auch nicht der richtige Weg ist. Dies ist aber Karls Einfall gewesen, und sein Einfall ist für ihn richtig. Jeder Mensch wählt bei dieser Übung seinen eigenen Weg zum besseren Zustand. Es geht auch gar nicht um eine logisch-argumentativ gute Lösung, sondern eben um die Lösung, die spontan im bildhaften Denken entsteht und die sich emotional richtig anfühlt.

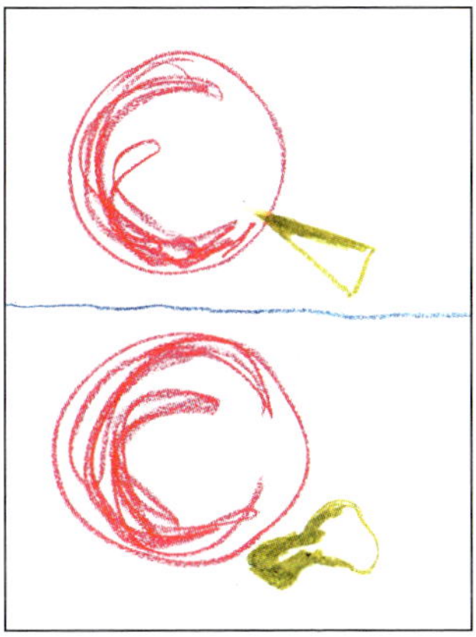

Abbildung 5: Das gleiche Problem als abstrakte Darstellung: Der kleine Keil stellt sich gegen die große und gewichtige Kugel; die runde Masse nimmt keinen Schaden.

Beispiel:

Claudia wählt eine ziemlich direkte Umsetzung ihrer Sorgen. Studium und Abschlussprüfung, Kinder, Haus, Musik-Hobby sind Lasten auf ihren Schultern und an ihren Händen. Ihren Partner liebt sie innig im Herzen, aber der Kontakt ist eingeschränkt.

Im All-Better-Bild hat sie ihre universitäre Abschlussprüfung geschafft, das Haus ist fertig und steht selbstständig. Sie hat sich nun (vielleicht ganz unbewusst) weiblicher gezeichnet. Die schmerzliche Sehnsucht nach einer Harmonie mit dem Partner hat sich nun in eine wirkliche, körperlich befriedigende Beziehung gewandelt (vgl. Abb. 6). Das Mittel der Umsetzung ist hier einfach die „Geduld", diesen Zeitverlauf abzuwarten bzw. durchzustehen.

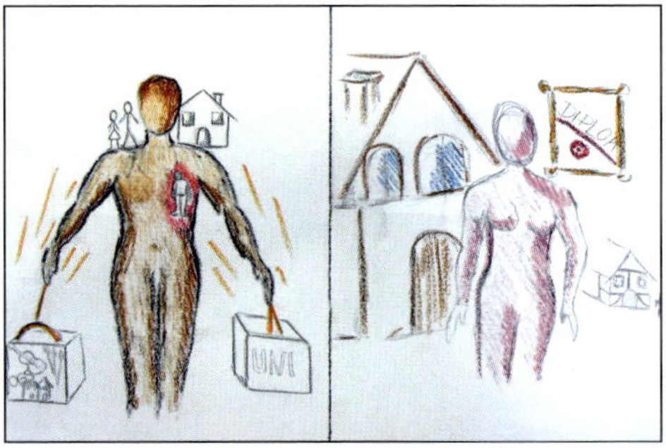

Abbildung 6: Familie, Haus und Studium stellen Belastungen dar. Nach der Prüfung, nach der Fertigstellung des Hauses und wenn die Kinder etwas älter sind, wird alles besser sein.

Jeder, der solche Prüfungen gemacht hat, weiß, dass die Arbeit danach erst wieder richtig losgeht. Man macht weitere Prüfungen, man muss sich im Beruf bewähren, in dem man erst wieder vieles lernen muss. Insofern ist das All-Better-Bild Claudias sicher nicht realistisch. Das ist aber auch gar nicht so wichtig, erst einmal eröffnet es einen hoffnungsvollen Blick in die Zukunft und erleichtert, die gegenwärtigen Belastungen zu ertragen.

Diese Malübung kann auch bei körperlichen Beschwerden zur Aktivierung von Selbstheilungsprozessen eingesetzt werden. Man kann im „Ist-Zustand" malen, wie ein befallenes Organ jetzt aussieht und „all better" eben, wie es aussehen müsste, wenn alles wieder gut wäre (dies lässt sich natürlich auch malerisch-fantasievoll ausgestalten). Als Mittel zur Veränderung können die natürlichen Selbstheilungsmechanismen visualisiert werden, wie etwa T-Helferzellen, die Krebszellen eliminieren, oder andere Antikörper. Sicher unterstützt so eine Vorstelllung die Selbstheilung, was aber auch wichtig und heilungsunterstützend ist: Sie reduziert die Hilflosigkeit angesichts schwerer Erkrankungen.

Beispiel:

Eine Klientin des Autors litt seit früher Kindheit unter schwerer Neurodermitis. Immer wenn sie unter Stress stand, verschlimmerten sich die Symptome. Gerade vor dem juristischen Examen war es besonders schlimm geworden. Die hübsche Klientin machte sich auch Sorgen wegen ihres Aussehens in der Prüfung, wenn ihr Gesicht befallen sein würde. Also malte sie in der Therapiestunde ein Bild, wie ihre Haut entzündet aussieht, und ein Bild, wie die gesunde Haut aussehen müsste. Sie malte spontan in das Bild der gesunden Haut Stege, fast in der Art von Poldern bei der Landgewinnung aus dem Meer, die sich in die Entzündungsfläche hineinarbeiten. Überraschenderweise wurde es von da an etwas besser.

2.2 Therapeutische Malaufgaben

Wenn man ohne Aufgabenstellung selbst ein Malthema findet, dann nimmt es ganz sicher – und oft ohne dass man selber es merkt – eigene Sehnsüchte auf. Ganz deutlich wird dies bei der freien Kinderzeichnung. Machtwünsche der Jungen drücken sich in Bilden von Burgen, von Panzern, von Raumschiffen und auch von gefährlichen Dinosauriern aus. Bindungswünsche und Sicherheitswünsche der Mädchen in Bildern von Häusern und glücklichen Gemeinschaften.

Selbst so unverbindliche Themen wie Landschaften können Ausdruck von Gefühlen sein. Es gibt die heroische Landschaft, mit schroffen Felsen und tiefen Schluchten, die Gefahr und Abenteuer bietet, die romantische Landschaft mit sanften Hügeln und Gewässern, die Entspannung und Geborgenheit verspricht, oder die weite Ebene, die für Freiheit ohne die einengende Stadtumgebung stehen kann. Das Dorf in der Landschaft thematisiert dagegen Gemeinschaft und Bindung. Je nachdem, in welcher seelischen Lage sich ein Maler befindet, wird er sich für die eine oder andere Art der Landschaftsdarstellung entscheiden.

Beispiel:

Iris, eine Bekannte des Autors, malt geometrische Blöcke, die wie nach einer Explosion auf den Betrachter hin auseinanderfliegen (vgl. Abb. 7). Was lernen wir daraus über ihre Sehnsüchte und Hoffnungen? Die Blöcke verwirklichen die Explosion, den aggressiven Befreiungsschlag, den Iris sich in ihrem Leben niemals erlauben würde.

Es lohnt sich, eigene Malthemen unter diesem Gesichtspunkt zu betrachten. Von welchen Sehnsüchten und Hoffnungen sprechen sie, welche – vielleicht zurzeit unbefriedigten – Wünsche werden befriedigt? Haben

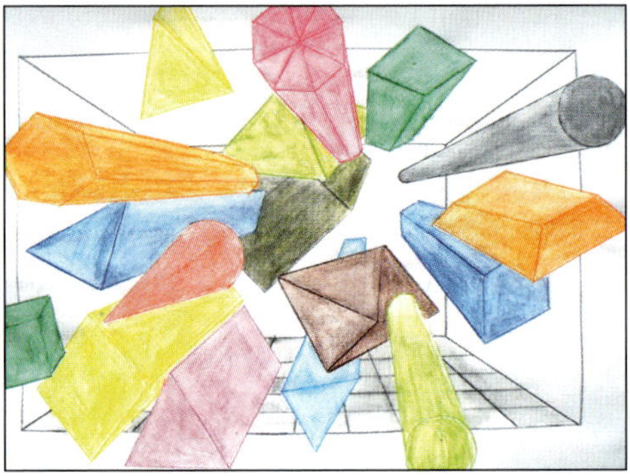

Abbildung 7: Die Blöcke explodieren in Richtung auf den Betrachter.

die gemalten Lösungen vielleicht unerwünschte Nebenwirkungen? Die Explosion der Blöcke im obigen Beispiel trifft ja den Betrachter/Maler, hier wird das Freisetzen gestauter Wut auch mit einer Selbstbeschädigung gleichgesetzt. Einmal unter diesem Blickwinkel betrachtet, könnte Iris die Explosion einfach in eine andere Richtung fliegen lassen oder von einem geschützten Ort aus betrachten. Nehmen wir noch ein Beispiel aus dem Bereich der Kinderzeichnung/Jugendzeichnung:

Beispiel:

Fritz malt – wie könnte es bei einem Jungen anders sein – Kampfszenen aus Ritterromanen. Man sieht die gezogenen Schwerter, aber auch die im Kampf gebrochenen Lanzen. So ist bereits in der Zeichnung eine eigene Verletzung mitgedacht und mitgemalt. Ein unbedingter Einsatz im Ritterkampf kann auch zu schwerer Verletzung führen (er hatte die Nibelungensage gelesen, die ja auch mit einer Vernichtung der edlen Ritter endet). Dies ist ein Kampfprogramm, das sich so besser nicht ins Leben übersetzten sollte.

Später wurde er Kfz-Mechaniker und wenn es darauf ankam, schweißte er auch – gegen die klare Anweisung des Meisters – ohne Schutzbrille. Die Selbstbeschädigung ging so weit, dass er kurzfristig gar nicht mehr sehen konnte. In seinen Kampfszenen, die er als Jugendlicher malte, nahm er solch selbstverletzendes Verhalten vorweg.

Wir sprechen hier von Bildbedeutungen im übertragenen Sinn, von „Bildmetaphern". Die erste Aufgabe wäre also, die eigenen Themen, die man einmal gestaltet hat, zu untersuchen, sich der Metaphorik des

Bildes bewusst zu werden und eventuell ungünstige Komponenten zu verändern.

Hat man früher nicht gemalt, eignet sich auch der eigene Wandschmuck für diese Analyse. Hier werden ebenfalls Sehnsüchte und Bedürfnisse sichtbar, vielleicht nach der Ruhe in der Natur oder nach der Geborgenheit in den Bindungen zu Angehörigen (Fotowände) etc. Die Stillleben der Vergangenheit zeigten die Früchte des Sommers in harten Winterzeiten, in denen die Menschen sich nach solcher Nahrung sehnten. Sie zeigten friedliche Schäfer-Szenen in unruhigen Kriegszeiten, in denen sich die Menschen nach nichts mehr, als dem Frieden sehnten. In der Renaissance zeigten die Kirchenbilder eine innige Mutter-Kind-Beziehung, welche die damaligen Menschen oft nicht erleben durften. So konnte das Bild der Mutter Maria mit dem Jesuskind eine tiefe Sehnsucht befriedigen.

2.2.1 Eine Sehnsucht malen

Die bisherigen Ausführungen haben nun den Blick auf das frei gewählte Thema schon ein wenig kundiger gemacht. Daher wird man es ab jetzt auch nicht mehr ganz „naiv“ auswählen. Also könnte das erste Thema sein, die unbewusste Tendenz einfach zu verstärken: Malen Sie ein Bild, das Ihre Sehnsüchte bzw. die Erfüllung der Sehnsüchte darstellt. Erlauben sie sich dabei, ganz „egoistisch“ zu sein. Es ist ja nicht der Weltfrieden, nach dem man sich in seinem Innersten sehnt, sondern es sind eben oft Dinge, die in der Kindheit gefehlt haben: Harmonie oder Macht, oder es sind Dinge, die im Leben generell zu wenig verwirklicht sind, wie Gesundheit, Schönheit, Reichtum, Beherrschung etc.

Der Vorteil unseres therapeutischen Projektes ist es, dass man sich selbst gegenüber ja ganz offen sein darf. Sie müssen diese Sehnsucht keinem anderen Menschen erklären, wenn Sie es nicht wollen, müssen Sie das Bild auch niemand anderem zeigen. Erlauben Sie dem Autor ein scherzhaftes Beispiel: Wenn Ihre männliche Sehnsucht fünfzig Jungfrauen darstellen sollte, dann bringen Sie eben diese „paradiesische“ Situation zu Papier. Wenn Ihre weibliche Sehnsucht Geborgenheit und ein starker, stützender (Männer-)Arm sein soll, gestalten Sie diesen Traum.

Diese Bild-Mensch-Bezüge der früher gemalten Bilder kamen ganz unbewusst, also ohne bewusste Analyse der Bedeutungen der Bilder, zustande. Hat man aber einmal begonnen, Bildinhalte und Bezüge der Inhalte zum Selbst zu verstehen, kann man mit den Bildern auch ganz gezielt therapeutische Zwecke verfolgen. Das Malen der Befriedigung der eigenen Sehnsüchte ist ja nur eine „Fantasiebefriedigung“, aber auch die schafft, wenn auch temporär, eine kleine Erleichterung von Verzichten und Mängeln, die man im Leben erlebt.

2.2.2 Lösungen im Bild malen

Wenn man vor schwierigen Lebensaufgaben steht, kann man sich selbst ermutigen, indem man eine Bildmetapher malt, die eine Bewältigung der Aufgabe hoffnungsvoll nahelegt, oder auch weitergehend bestimmte Formen der Bewältigung im Bildgleichnis darstellt.

Exkurs: Verstehen von Bildmetaphern

Wie verbale Aussagen, so können auch Bilder „übertragene“ Bedeutungen haben. Erwähnt wurde das Bild der „Maria mit dem Jesuskind“. Wenn man die Bildbedeutung verallgemeinert, kommt man zu „Beziehung“ oder „innige Beziehung“. Das kann man speziell nun wieder auf viele konkrete Beispiele beziehen, auf eine Ehebeziehung, auf die Beziehung zu den eigenen Eltern, auf die Beziehung zu den eigenen Kindern. Also von der Verallgemeinerung geht man zum Spektrum konkreter Fälle über.

Die „visuelle“ Metapher kann auch durch visuelle Ähnlichkeiten transportiert werden, z. B. sieht der Baum im Bild des sexuell misshandelten Kindes aus wie ein Phallus. Die Cola Flasche hat die Form eines schönen Frauenkörpers (vgl. Abb. 8).

Die Platzierung des gemalten Gegenstandes auf dem Malgrund kann ebenso metaphorisch gedeutet werden: oben ist wie „hoch“, wie „Himmel“ etc., unten wie „tief“, evtl. ein wenig höllisch etc., rechts wie „Zukunft“ (analog zur Schreibrichtung, denn nach rechts geht die Entwicklung), links

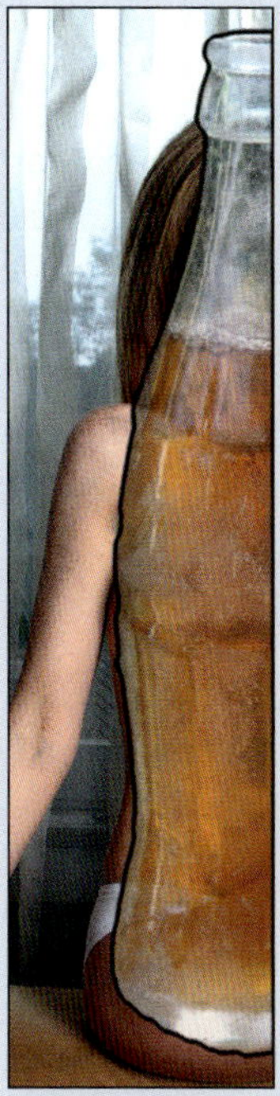

Abbildung 8: Cola Flasche und Frauenkörper haben eine visuelle Ähnlichkeit.

wie „Vergangenheit“. Nehmen wir das Beispiel einer Baumzeichnung mit einem starken Ast nach links. Wir würden nach dieser Art der Deutung nun annehmen können, dass der Zeichner eine Sehnsucht, eine Bindung an die Vergangenheit hat, die er nicht lassen will.

In der Fernsehwerbung werden die hohen Zinsen bei einer deutschen Bank thematisiert: So sieht der Zuschauer im Hintergrund auf Schulterhöhe des Sprechers einen Jongleur agieren. Wenn der Dialogpartner seine niedrigen Zinsen bei der in der Werbung favorisierten Bank erwähnt, spielt der Jongleur im Hintergrund deutlich niedriger.

Manchmal erinnert das Werbebild auch an Redensarten: „Es geht wie am Schnürchen“ kann z. B. im Foto durch eine Schnur visualisiert werden (z. B. in einer Chanel-Werbung ist am Fuß des schönen Mädchens ein Seil angebracht).

Die Werbung insgesamt ist ein gutes Übungsfeld für das Erkennen von Metaphern: Was bedeuten einzelne Bildelemente, welche Aussage machen sie über das Produkt? Weil solche Bildverarbeitungen im Normalfall völlig unbewusst ablaufen, können sich die Werbetreibenden im Bild ganz ungeheuerliche Aussagen leisten, wie etwa: „Diese Kaffeesorte verbessert ihren Sex".

Es gibt für die Deutung der Metaphorik also einige allgemeine Regeln, aber darüber hinaus muss das Bedeutungsspektrum des jeweiligen Gegenstandes mit berücksichtigt werden.

Das Beispiel der Metaphorik des Apfels soll dies illustrieren: Der Apfel ist zunächst eine leckere Nahrung. Übertragen vom Oberbegriff „Früchte", kann er „Früchte der Arbeit", „Früchte des Lebens" (hier werden auch redensartliche Bedeutungen relevant) darstellen. Übertragen vom Oberbegriff „Gegenstand" ist er „einfach", „rund", „prototypisch". Es gibt eine visuelle Ähnlichkeit zum Busen und auch einen bedeutungsmäßigen Bezug zum Busen über den Oberbegriff „Gesunde Nahrung". Auch die kulturelle Einbettung des Apfels muss berücksichtigt werden: Eva bietet Adam einen Apfel an. Dieses Angebot wird als die Verlockung der Sexualität gedeutet. So steht der Apfel auch für Sexualität, ja, ist ein Sexualsymbol. Das Vorstellungsmotiv „Apfel" im „Katathymen Bilderleben" und die Vorstellung, einen „Apfel zu pflücken und zu essen", spiegeln in ihrer Ausgestaltung die Sexualität des Klienten. Hier kann man dann auch negative Varianten des Motivs erkennen, wenn der Apfel z. B. noch „grün" und „unreif" oder „matschig" oder „verdorben" ist.

Je nachdem moderiert die Einbettung in andere Inhalte die metaphorische Bedeutung: Ist der Apfel „am Baum", „noch ungepflückt", aber „gesund" und „versorgt", scheint der Zeichner sagen zu wollen: „Ich bin noch unreif, muss noch wachsen". Ist der Apfel „am Boden", heißt das positiv: er ist „reif", es könnte aber auch die negative Bedeutung haben, „er verfault wertlos als Fallobst".

Die metaphorische Bedeutung ist also keineswegs eindeutig, sondern ergibt sich dann ihrerseits erst aus dem Lebenskontext des Zeichners. Auch hier gibt es oft mehrere Möglichkeiten: Der Apfel kann ins Bild setzen „wie es im Leben des Zeichners ist" (z. B.: Der Apfel liegt reif am Boden: Der Zeichner wünscht sich eine Sexualpartnerin.) oder kann kompensatorische Bedeutung haben: Es wäre schön, wenn sich diese Reife aus der verzögerten Körperentwicklung des Zeichners heraus bald einstellte. Bei der eigenen Zeichnung versteht man den Bezug zum eigenen Leben allerdings meist sogleich, wenn man etwas Übung in der Deutung von Bildmetaphern gesammelt hat.

2.2.3 Eine Landschaft malen

In der Kunstwissenschaft unterscheidet man „heroische“ und „romantische“ Landschaften. Interessanterweise hebt man mit dem Wort „heroisch“ auf Eigenschaften einer Person ab („heroisch“ bedeutet „heldenhaft“). Es ist das „titanische“ Gefühl, das eine wilde, zerklüftete und aufgeschichtete Landschaft erregen kann: Sie ist so, als hätte sie ein „Titan“ in wilder Gewalt aufgetürmt. Und natürlich können Landschaften Gefühle wachrufen, jeder kennt das von Wanderungen in der Natur: Es gibt liebliche Landschaften, weiche Schneelandschaften oder die weite Landschaft der Heide, die dem Blick keine Grenze setzt.

Wenn Sie eine Landschaft malen, die Ihrer Stimmung entspricht, kann das ein wohltuendes Gefühl vom Einssein mit der Welt hervorrufen, ein existenzielles Verstandensein; in depressiver Stimmung ist es vielleicht eine verbrannte Vulkanlandschaft. In einem glücklichen Moment wird man vielleicht eine blumige Alpenwiese wählen; im Stress des Alltags dagegen könnte man eine Fabriklandschaft malen. Sie könnten sich ebenso fragen: „Gibt es in meiner gemalten Landschaft auch schöne Stellen? Könnte man auch in die gemalte Landschaft Orte der Zufriedenheit und des Glücks einbauen (so wie es ja auch in der Industrielandschaft den verträumten Ort in einer Industriebrache geben kann, kann es in der Vulkanlandschaft die kleine Mulde mit einigen grünen Pflanzen geben)? Versuchen Sie gegebenenfalls Ihr Bild entsprechend zu verändern.

Sie können aber auch eine Landschaft der Sehnsucht malen, ein „Arkadien der Fantasie“. Den Malern war dies oft die Südsee oder die süditalienische Landschaft in der warmen Herbstsonne. Wenn Sie beide Aufgaben bearbeiten, könnten Sie die Frage stellen: „Was muss ich tun, um die Landschaft meines Lebens der Landschaft der Sehnsucht anzunähern?“

Es könnte auch die Aufgabe sein, einen „Ort der Ruhe“ oder einen „Ort der Kraft“ zu malen. Vielleicht haben Sie auf Ihren Reisen einen solchen Ort schon einmal gefunden? Bei einer Klientin war es z. B. eine Bank an einem Wallweg in den Meraner Bergen, von der aus man in der Ruhe der Berglandschaft in das weite fruchtbare Tal blicken konnte. Wenn man ihn malerisch gestaltet, kann man sich in der Fantasie leicht zu diesem Ort begeben und darüber neue Kraft tanken.

2.3 Problemfelder malen

Im Folgenden finden Sie Beispiele für zu malende Lebensaufgaben bzw. Problemfelder. Dazu wird die visuell-metaphorische Umsetzung und mögliche bildhafte Bewältigung angeführt (vgl. Tab. 1).

Tabelle 1: Beispiele für die malerische Umsetzung von Problemfeldern

Problemfeld	Bildmetapher	Bewältigung
Alleine sein	Pflanze, die allein wächst; Gefängnis	Zwei Pflanzen malen; Bruchstelle in der Mauer
Angst	Monster; Lähmung durch Fesseln	Monster kleiner werden lassen, Monster in die Augen schauen, Monster gefangen setzen; Fesseln lösen sich
Spezielle Ängste, z. B. Prüfungsängste	Bergsteigen; Prüfung: Überqueren eines reißenden Flusses, (vgl. Abb. 9) Besteigen eines Berges	Einen Weg finden; Alles was man braucht, bei sich haben (vgl. Abb. 10)
Wut	Wutausbruch wie Vulkanausbruch; Raubtier	Vulkanausbruch hat Schäden angerichtet; Raubtier beruhigt sich wieder
Ehe	In einem Boot sein	Jeder hat eigene Aufgaben, Zusammenarbeit

Tabelle 1: (Fortsetzung)

Problem-feld	Bildmetapher	Bewältigung
Sexualität	(beide Geschlechter) Apfel essen; (männlich) eine Rose pflücken; (weiblich) Schatztruhe öffnen; gemeinsame Autofahrt	Apfel reif und lecker gestalten; Rose wertschätzen und pflegen; Schatztruhe reich gestalten
Energie haben	Wasserstrom im Bachlauf (erkennbar an der Menge des Wassers und der Fließgeschwindigkeit)	Hindernisse wegräumen, freies Fließen des Wassers
Eine Entscheidung fällen	Abzweigung im Flusslauf, man weiß aber nicht, wohin er fließt; Lebenslauf: Fluss mit Abzweigungen	sich Überblick über den Flusslauf verschaffen
Einen Einfall, eine Idee haben	Licht, Lampe, Blitz	Lichtkegel auf bisher nicht betrachtete Stellen richten
Mutter	Erde, Boden; Königin	mit der Erde, Königin aussöhnen
Vater	König	guter König, sorgt für Untertanen; junger König löst ihn ab etc.
Trauer, Verlust	Leere, Kreuz, Grabstätte, Brief	zartes Aufkommen von neuem Grün
Veränderung, Neubeginn	Reise, Schiff, Landkarte, Brücke	gut ausgerüstet für die Reise sein; das sichere Schiff; das Ziel in Sicht; die stabile Brücke; eine Landkarte für neues Terrain haben (was kann Orientierungspunkt sein? Z.B. eigene Werte, eigene Ressourcen)

Tabelle 1: (Fortsetzung)

Problem-feld	Bildmetapher	Bewältigung
Lebenslauf, Lebens-planung	Straße, Landkarte	eine Straße kann man neu bauen, reparieren; alte falsche Karten zurücklassen; neue Karte beginnen
(Für Kinder) Bindung	Vogelnest	sicheres Nest mit Schutz; Nest reparieren; im Nest zusammenrücken; Brutwärme der Elterntiere genießen

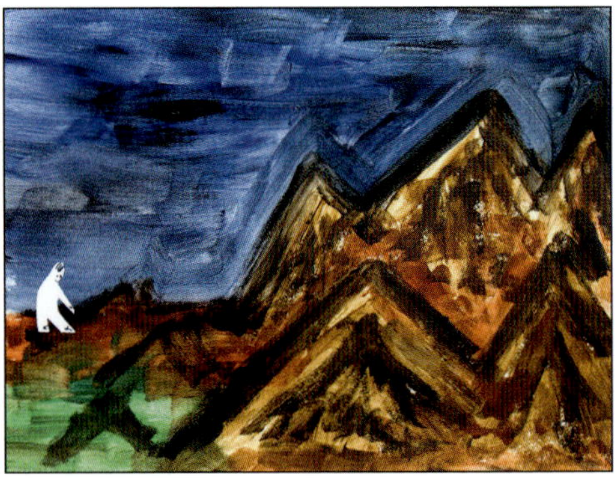

Abbildung 9: Der Wanderer macht sich auf den Weg in ungewisses, gebirgiges Gelände.

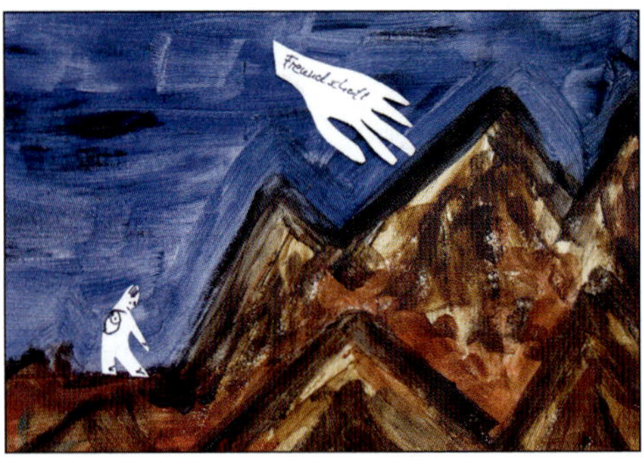

Abbildung 10: Es gibt jetzt einen Weg über das Gebirge und der Wanderer hat alles, was er für den Aufstieg braucht. Von oben her gibt es eine schützende Hand, die aber auch für „Freundschaft“ zwischen Prüfling und Prüfer steht.

Wie man sieht, sind es oft ganz konventionelle Symbole , die hier verwendet werden. Also kann man sich auch in den vielen Symbollexika, die es auf dem Büchermarkt gibt, Anregungen für Bildmetaphern und eine symbolische Bewältigung holen oder auch im Internet über das Stichwort „Symbol XY (Begriff einfügen)“ über die Suchmaschine nach Ergebnissen suchen. In vielen Fällen sind jedoch die dort angebotenen Problemfelder zu global beschrieben.

Das eigene Lebensproblem ist viel spezifischer, beispielsweise bei der Pflege der dementen Mutter ohne Groll mit ihr umzugehen (vgl. Problem Mutter, S. 41). Dann sollte man sich selbst Bildmetaphern schaffen: Beispielsweise ein krankes Tier pflegen, das wegen seiner Schmerzen möglicherweise bissig geworden ist. Auch dies ist wieder nur ein Beispiel für die vielfältigen Probleme, die in dieser Lage bedrückend werden können.

Am besten ist es, wenn jeder Maler die für ihn geeignete Metapher und eine für ihn geeignete Bewältigungsstrategie findet. Wenn das gelingt, kann das gemalte Bild nicht nur dauerhaft Trost spenden, sondern die Gefühle und sogar die Handlungen in der gewünschten Weise ausrichten.

2.4 Malerische Weiterentwicklung von Teilpersonen

Man kann sich die menschliche Psyche wie ein Parlament vorstellen. Da gibt es Konstellationen von Interessengruppen. Vor- und Nachteile von Handlungen müssen gegeneinander abgewogen, und schließlich muss eine Entscheidung gefällt werden.

Das gleiche gilt für den Körper: Der Wanderer hat ein Ziel, das er erreichen will, aber möglicherweise melden sich Schmerzen an den Füßen, am Rücken oder Hunger und Durst fordern ihr Recht. Schließlich gibt die regulierende Absicht nach und alle Teile des Körpers verlangen nach einer Rast, bzw. das zu hoch gesteckte Ziel wird insgesamt aufgegeben.

Ein und derselbe Mensch ist zum Teil mutig, zum Teil ängstlich: Er sucht das Abenteuer, schreckt dann aber wieder vor zu extremen Situationen zurück. Manche Teile der Person behalten in dieser Abstimmung die Oberhand, andere können sich nicht durchsetzen und bleiben immer in der Opposition. Das kann dazu führen, dass sich die oppositionellen Teile kaum noch melden, dass kann aber auch dazu führen, dass sie im Hintergrund versuchen, die Ziele, die ein Mensch sich setzt, zu konterkarieren.

In einem Aufsatz über die Fehlhandlung gibt Sigmund Freud viele Beispiele, wie das Unbewusste ein Versehen, ein Versprechen oder eine Ungeschicklichkeit steuert. Es war dann also offensichtlich nicht der Zufall, sondern eben ein nicht berücksichtigter Teil des Menschen, der gezielt agierte.

Die Malaufgabe soll solche Teilpersonen darstellen und gegebenenfalls weiterentwickeln. Die Teilpersonen sind allerdings erst einmal zu identifizieren. Einige Fragen können dabei helfen:

- Wann waren Sie über Ihr eigenes Verhalten einmal überrascht? Welche Teilperson könnte da die Oberhand gewonnen haben?
- Wann haben Sie ein Ziel „vermasselt", das eigentlich leicht hätte erreicht werden können? Sie waren aber selbst daran schuld, dass es nicht zum greifbar scheinenden Erfolg kam?
- Wann kam es überraschend und zu Ihrem Erstaunen zu einem Erfolg einer Aktion: Welche Teilperson könnte das erreicht haben?

Teilpersonen können auch ein früherer Zustand Ihres Ichs sein:

- Welche Eigenschaften hatten Sie als Kind (in verschiedenen Altersgruppen evtl. unterschiedlich)?
- Gibt es noch einen Rest von diesen Eigenschaften/Lebenssichten, dieser Person in Ihnen?
- Welche Persönlichkeitsanteile haben Sie von Mutter und Vater übernommen?

Beispiel:

Herbert war ein erfolgreicher Bauunternehmer geworden und konnte gut und diplomatisch mit Geschäftspartnern verhandeln. Er kam aber aus einfachen Verhältnissen und hatte von seinem Vater aus dessen

> Leben nützliche, aber für ihn ganz und gar schädliche Verhaltensweisen übernommen, indem er auf Angriffe mit heftigen Gegenangriffen reagierte.

Man könnte die Teilpersonen auch durch eine Vorstellungsaufgabe finden: Stellen Sie sich ein Haus vor (Symbol für die eigene Person), aus dessen Tür nacheinander einige Bewohner herauskommen. Lassen Sie diese in der Vorstellung immer deutlicher werden und versuchen Sie zu erkennen, welche Teile von Ihnen es sind. Da können auch männliche und weibliche Teile hervorkommen, triebhafte oder intellektuelle Teilpersonen und natürlich Personen aus allen Altersgruppen.

Wenn Sie sich über diese Fragen eine Zeit lang Gedanken gemacht haben, haben Sie vielleicht einige Teilpersonen gefunden.

Die Malaufgabe gibt diesen nun ein Gesicht. Zeichen Sie die Teilpersonen, die Sie identifizieren konnten. Sie stehen nun nebeneinander (oder auch in Interaktion miteinander) auf dem Zeichenblatt und schauen ihren Zeichner an.

Nun folgt ein literarischer Teil der Aufgabe: Fragen Sie (in Gedanken) jede der Teilpersonen, was Sie für sie tun müssten, damit sie im Zusammenspiel der Teilpersonen harmonisch mitarbeiten kann. Warten Sie ab, welche Antwort Ihnen in den Sinn kommt. Dazu müssen Sie natürlich ungestört und allein sein. Aber dann werden Sie über die aufkommenden Antworten überrascht sein. Vielleicht sind das Forderungen, die Sie leicht erfüllen können und die Sie im Leben gern verwirklichen. Oder fragen Sie, was die Teilperson braucht, um sich weiterzuentwickeln. Wieder entstehen so Anregungen für Verhaltensänderungen. Vielleicht schreiben Sie die wichtigsten „Wünsche" der Teilpersonen auf das Zeichenblatt oder sogar in Sprechblasen, damit Sie sich daran erinnern. Im täglichen Leben können Sie in Konfliktfällen wieder einen kleinen Dialog mit der jeweils agierenden Teilperson aufnehmen.

Allein dadurch, dass die Teilpersonen gefragt werden, was sie brauchen, entspannt sich mancher innere Gegensatz und Sie können gleich ein zweites Bild malen, auf dem die Teilpersonen schon freundlicher sind, schon mehr mit Ihnen oder auch untereinander kooperieren.

2.5 Malen von Träumen

Sigmund Freud erhoffte sich von den Träumen einen Blick auf das Unbewusste. Zwar seien sie zensiert, aber dennoch eben Resultat unbewusster Sehnsüchte. Ob es so ist, weiß man bis heute nicht genau, Träume sind nach wie vor rätselhaft.

Sie verarbeiten offensichtlich gleichermaßen Hoffnungen und Befürchtungen. Vor einem wichtigen Examen träumte einer der Autoren mehrfach eine Note „Mangelhaft“ wie auch „Sehr gut“ voraus. Dennoch: Die Träume beschäftigen sich ganz offensichtlich mit der persönlichen Lage in einer Form bildhaften Denkens. Dabei ist die Traumposition irgendwie unabhängig, spiegelt Nicht-Berücksichtigtes und nur ganz unterschwellig gehegte Gedanken und Befürchtungen wider und hat so oft eine wichtige Botschaft für den Träumer.

Beispiel:

Fritz träumt, er höre seinen Freund im Radio, aber die Übertragung ist undeutlich, zischt und rauscht. Der Freund erzählt darauf angesprochen später, dass er nach einer Zahnbehandlung wegen einer neuen Zahnlücke beim Sprechen in letzter Zeit leicht zischende Geräusche machte. Fritz hatte dies bewusst nicht wahrgenommen. Im Beispiel verfügt der Traum also über ein Wissen, das dem Träumer bewusst nicht zur Verfügung steht.

Dies muss aber erst in Worte übersetzt werden, will man den Inhalt des Traumes verstehen. Dabei kann der Leser auf seine erworbenen Fähigkeiten der Metaphern-Deutung zurückgreifen, er kann sich üben, indem er Bilderrätsel löst oder indem er die Botschaft von Werbebildern analysiert. In Bildern gibt es z. B. keine Verneinung: Der Gedanke: „Das Haus gibt es nicht mehr“ kann vielleicht nur durch das Bild „Das Haus ist verbrannt“ visualisiert werden, oder durch „Die Stelle, wo das Haus stand, ist leer“. Nehmen wir ein Beispiel:

Beispiel:

Simon berichtet einen Traum: Er steigt über die Dächer einer turmartigen Häusergruppe immer höher. Die Häuser sind irgendwie aus leichtem Holz oder Pappe gebaut. Sie haben große Fenster, durch die man hineinschauen kann, aber innen ist niemand. Er steigt höher und höher und kommt schließlich zu einem Punkt, an dem er nicht mehr hinabsteigen kann. Er überlegt zum Ende des Traumes, ob er eins der Fenster einschlagen kann. Das ist aber ungewiss. Simon selbst ist die Bedeutung sofort klar: Er hat sich bei einer Aufgabe „verstiegen“, es geht nicht weiter. Er ist dadurch allein und ausgeschlossen. Der Grund, auf dem er sich bewegt, ist wenig tragfähig.

Der Traum hat eine mahnende Funktion: Im Leben Simons ist die Situation noch nicht so verfahren, er kann noch gegensteuern.

2.5.1 Einen besonders bedeutsamen Traum malen

Es ist hier die Malaufgabe, einen – vielleicht als besonders bedeutsam empfundenen – Traum zu malen. Dabei kommen auch wieder unbewusste Entscheidungen ins Spiel: Carl Gustav Jung meinte, dass der flüchtige Charakter des Traumes auch ein Stück weit wieder überwunden werden kann, die unklare Form des Traumes wird zu einem klaren Bild rekonstruiert. Bei Träumen bietet sich allerdings auch ein Bildstreifen an, der wie ein Comic-Strip den Ablauf des Traumes wiedergibt.

Es lohnt sich, Träume direkt nach dem Aufwachen aufzuschreiben, nach wenigen Stunden sind sie sonst sehr schnell vergessen. Man kann einen Block und einen Stift neben dem Bett liegen haben und fast noch mit geschlossenen Augen mit der Niederschrift beginnen. Manchmal gelingt es auch noch, die Traumbilder zu zeichnen. Gerade, wenn Träume aufgeschrieben werden, kann man überprüfen, ob sie manchmal die Zukunft vorhersagen (manche Menschen machen entsprechende Erfahrungen.)

Viele wichtige Erfindungen sind im Traum zustande gekommen, ganze Musikstücke oder auch Kurzgeschichten etc. Der Traum denkt eben an den Aufgabestellungen des Tages weiter, hat dabei vielleicht eine andere, bessere Datenbasis als das Wachbewusstsein. Man kann daher dem Traum auch Aufgaben geben. Ein Problem, das man vor dem Einschlafen überdenkt, wird vom Traum aufgegriffen und nicht selten kommt es zu einer überraschenden Lösung.

2.5.2 Traumbilder anreichern

Oft sind Träume rätselhaft, mythisch. Dann kann es sinnvoll sein, sie durch Märchen, Mythen oder literarische Geschichten anzureichern. Der Träumer fragt sich: Von welchem Mythos kann dieser Teil des Traumbildes sein und reichert es mit Elementen des Mythos, des Märchens oder der literarischen Geschichte an.

Beispiel:

Michael träumt eine ganze Serie von Träumen, die nach seiner Meinung das Thema Tod, aber auch ansatzweise das Thema Wiedergeburt aufgreifen. Er hatte sich früher mit diesen Themen beschäftigt und war immer sehr fasziniert von ägyptischen Kunstwerken, wie dem Totenbuch. Er reichert also seine Traumbilder mit diesem Wissen an (vgl. Abb. 11). Möglicherweise kann die Vervollständigung des Traumbildes aus dem kulturellen Wissen heraus Handlungshinweise geben. Wie hat der Held in dem ausgewählten Mythos die Problemlage bewältigt?

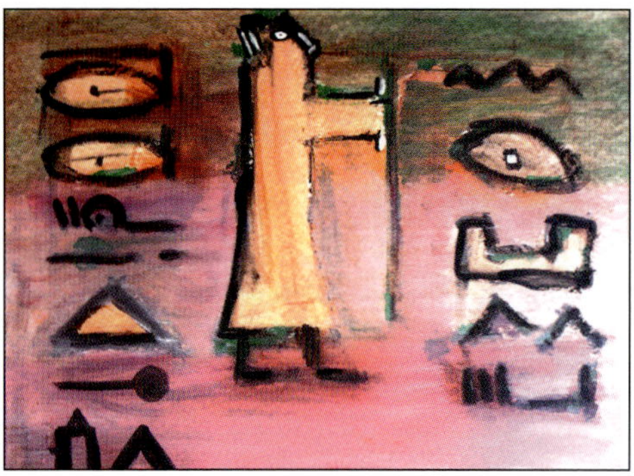

Abbildung 11: Anreicherung des gemalten Traumbildes mit mythologischen Schriftzeichen

2.5.3 Malen eines Alptraumes

Den Alptraum malen Sie – wie oben schon vorgeschlagen – am besten als Bildstreifen (Comic-Strip). Meist am Schluss, eben vor dem angsterfüllten Aufwachen kommt eine dramatische Szene, in welcher der Träumer vor der Vernichtung steht. Hier wird jetzt eine Fortsetzung geschaffen, die eine Bewältigung darstellt. Wenn Sie z. B. katastrophal in die Tiefe fallen, könnten Sie in der Fortsetzung einen Fallschirm haben, wenn Sie von wilden Tieren zerrissen werden, könnten Sie Schutzkleidung oder auch Waffen haben, wenn Sie ein menschlicher Angreifer besiegen will, könnten Sie diesem scharf in die Augen blicken, bis der Angreifer zu schrumpfen beginnt und schließlich verschwindet (vgl. Symbolkonfrontation im Katathymen Bilderleben). Diese nun ausgemalte Szene müssen Sie sich tags immer wieder einmal in der Vorstellung vergegenwärtigen und sich auch aktiv als Handlung vorstellen. Dann wird diese Vorstellung in den Alptraum übernommen und der Traum verliert seinen bedrohlichen Charakter.

Leuner (1995) kann ganz analog einen Verfolgungstraum im Katathymen Bilderleben neutralisieren. Der Verfolger wird in der Bildvorstellung eingestellt und die Klientin blickt ihn an (Symbolkonfrontation): Daraufhin wird er kleiner. Im Traum der folgenden Nacht verwandelt er sich jetzt in einen jungen Mann, mit dem die Träumerin eine erotische Beziehung eingehen will, aber dann doch mit ein wenig Angst davor zurückschreckt. Die Ergebnisse des Bilderlebens des Tages wurden also in erheblichem Umfang in den Traum übernommen.

3 Biografische Mal- und Gestaltungsaufgaben

3.1 Malen eines Lebensrückblicks

Besonders in der zweiten Lebenshälfte stellt sich die Frage, was man im Leben erreicht hat, was man versäumt hat, aber auch, ob die Ereignisse des Lebens sich in einem sinnvollen Zusammenhang sehen lassen. Aus der Sicht der Wiedergeburtslehren soll man z. B. in jedem neuen Leben eine Aufgabe bewältigen, etwas Wichtiges lernen, was man im vorherigen Leben nicht beherrscht hat.

Ob man nun solchen Lehren anhängt oder nicht, die Frage bleibt ja auf jeden Fall sinnvoll: Welche schwierigen und bedeutenden Aufgaben stellten sich an Wendepunkten des Lebens? Welche Erfahrungen konnte man gewinnen?

Man kann das Leben natürlich unter ganz verschiedenen Aspekten betrachten und gliedern, z. B. die Entwicklung von Freundschaften, die Entwicklung der Familie, die Entwicklung von Kompetenzen oder die berufliche Karriere. Manchmal hat man – ohne es so genau zu bemerken – schon eine Gliederung von Lebensabschnitten vorgenommen. Man spricht von der Zeit mit bestimmten Partnern, an einem bestimmten Wohnort, vor und nach schwerwiegenden Erkrankungen usw. Es kann schwere und bessere Zeiten gegeben haben durch äußere Umstände wie Kriege, Wirtschaftkrisen oder politische Umbrüche.

Es geht bei dem Blick auf die Vergangenheit nicht um eine „objektive“ Wahrheit. Die ist für den, der genießend und leidend und handelnd durch das Leben gegangen ist, ohnehin schwer zu erfassen: Es geht um die subjektive Wahrheit. Daher ist es sehr wohl zulässig, im Rückblick speziell auch die Erfolge des Lebens in das Zentrum zu rücken, die schönen Momente oder die Phasen menschlichen Zusammenhalts.

Beispiel:

Der 80-jährige Friedrich hatte zwar ein sehr erfolgreiches Leben, aber die depressive Verstimmung (die im Alter nicht selten ist) ließ ihn immer nur an negative Momente, an Momente auch unverschuldeten Scheiterns denken. In der Therapie wurde daher die Aufgabe gestellt, eine Art Autobiografie zu schreiben: So könnten auch seine drei Söhne seinen bewegten und interessanten Lebensweg nachlesen. Nach dem Schreiben der Autobiografie konnte er nun in Momenten tiefer Verstimmung nachlesen, wie gut er viele Lebensaufgaben gemeistert hatte.

Manchmal mag es sehr erleichternd sein, auch Misserfolge anzuerkennen, Missbräuche durch andere Personen noch einmal zu dokumentieren und eigenes Fehlverhalten einzubeziehen. Vielleicht ist es leichter, anderen Menschen zu verzeihen, wenn man auch eigene Fehler zugeben kann.

So ein Lebensrückblick ist nicht unverrückbar. Man hat eine Meinung darüber, ob eine Lebensphase schlecht oder gut war. Diese Meinung kann sich aber ändern, so werden gerade Kindheiten im Rückblick leicht glorifiziert.

Beispiel:

In einer Prüfung an der Universität ging es einmal um das Thema, wie genau man sich an die Kindheit erinnert und ob Kindheiten in der Regel glücklich sind. Der mit dem Autor prüfende Professor beteuerte: Ja, seine Kindheit sei glücklich gewesen. Nach einigen Minuten meldete er sich noch einmal zu dem Thema zu Wort. Nein, wenn er es genau betrachte, sagte er jetzt, habe er eine recht unglückliche Kindheit in einem Kinderheim verbracht. Es kann also sein, dass der Lebensrückblick, den Sie auf das Malpapier bringen werden, bei Gelegenheit einmal umgestaltet wird.

Beim Rückblick auf das Leben können – auch in unseren geregelten Zeiten – viele leidvolle Erfahrungen wieder aktualisiert werden. Trennungen, Krankheiten, Misshandlung, Verrat und Verlust kommen im

Leben der Menschen fast regelmäßig vor. Mancher mag vor Grausen gar nicht zurückschauen. Oft waren Eltern nicht so liebevoll, wie man das gewünscht oder gebraucht hätte, oft muss man durch die spätere soziale Umwelt Zurücksetzungen und Kränkungen ertragen. Weil das Leid wenig geteilt wird, weil man – um Abwertungen zu vermeiden – solche Erfahrungen nicht gern offenlegt, mag im Individuum der Eindruck entstehen, selbst im Übermaß vom Schicksal bestraft zu sein.

Man kann dann versuchen, die Schuld dafür bei sich zu suchen und „Versündigungen“ in der Vergangenheit zu finden. Die Maxime: „Jeder ist seines Glückes Schmied“, legt geradezu ein Versagen nahe, wenn nicht alles nach Wunsch und zur größten Zufriedenheit verlaufen ist.

Wenn Sie sich in diesen Zeilen verstanden fühlen, ist es vielleicht sinnvoll, Biografien zu studieren. Meist gibt es solche Bücher von berühmten Menschen, die großen Erfolg im Leben hatten oder reich waren und von denen wir annehmen, dass sie ein glückliches Leben verbracht haben. Dort aber trifft man ebenso auf großes Leid. Es sei hier an schöne Frauen erinnert, Marilyn Monroe oder Romy Schneider, deren Biografien ja gut bekannt sind: Sie haben ihr Leben nach eigenen Angaben größtenteils durchlitten. Im Studium von Biografien kann man so erfahren, dass Leben und Leiden eng zusammengehören. Mit diesem Wissen gelingt es leichter, das eigene Leid als Teil eines universellen Leidens der Menschen zu akzeptieren, vielleicht sogar als sinnvolle Aufgabe zu verstehen.

3.2 Malen von Situationen von Glück und Leid

Eine erste Übung bringt Leid und Glück des eigenen Lebens in ein ausgewogenes Verhältnis. Suchen Sie die fünf glücklichsten Momente Ihres Lebens und dann auch die fünf schlimmsten, traurigsten oder unglücklichsten Momente. Malen Sie von jedem dieser Momente ein Bild. Beim Malen werden Sie die damaligen Gefühlslagen noch einmal durchleben, allerdings in einer gemilderten Form.

Dies bringt von den glücklichen Situationen wiederum Glück und Zufriedenheit in die Gegenwart, bei den schlimmen Situationen kann es befriedigend sein, zu wissen, dass man diese Krise immerhin bewältigt hat und dass es danach auch wieder schöne Momente im Leben gegeben hat. Ja, es kann bei einer depressiven Verstimmung geradezu heilsam sein, sich ins Gedächtnis zu rufen, dass es nach sehr schwierigen und schlimmen Lebensphasen auch wieder schöne und befriedigende Momente bzw. Zeiträume gegeben hat.

Beispiel:

In Seminaren an der Universität hat der Autor die Teilnehmer nach den glücklichsten Momenten des Lebens gefragt. Nur manchmal war es tatsächlich das Urlaubsglück, oft aber waren es andere Situationen, die genannt wurden: z. B. die Geburt der Kinder, das Kennenlernen von Lebenspartnern, die Einsamkeit auf einem Segelboot oder in der Steppe, eine wichtige Hürde genommen zu haben, an einem schönen Ort in der Natur gewesen zu sein, usw.

Lassen Sie sich etwas Zeit, Momente des Glücks zu finden, um von den üblichen Vorstellungen des Glücklichseins abzukommen und zu den wirklichen Momenten des Glücks zu finden.

3.3 Malen von Jahresringen oder Lebenslinien

Die Malaufgaben zu Jahresringen und Lebenslinien erfordern wenig Maltalent und können gut als Einstieg in das therapeutische Malen genutzt werden.

Malaufgabe Jahresringe

Ein Baum wächst jedes Jahr und legt dabei im Querschnitt Ringe an. Auch die menschliche Erfahrung wächst jedes Jahr ein wenig, und man könnte diesen Wachstumsprozess auch auf konzentrischen, kreisförmigen Jahresringen abbilden. Jedes Jahr bekommt einen Ring: Wenn Sie also heute 52 Jahre alt sind, werden es 52 Ringe, wenn sie 62 sind, werden es 62 Ringe. Für jeden Ring wählen Sie eine Farbe, die der Qualität dieses Jahres, so wie sie sich heute daran erinnern, entspricht. Wiederum kann es trostreich sein, zu sehen, wie sich gute und schlechte Zeiten abwechseln.

Malaufgabe Lebenslinie

Dem Lauf des Lebens entspricht aber vielleicht eher eine Linie: Wie glücklich war das eigene Leben im jeweiligen Moment?

Vorgehensweise: Man kann ein Diagramm mit zwei Achsen zeichnen (vgl. Abb. 12), senkrecht die Y-Achse mit Positiv- und Negativzahlen und waagerecht bei der Zahl Null beginnend die X-Achse mit anwachsenden Zahlen. Auf der X-Achse dieses Diagramms trägt man nun die Lebensjahre ein, auf der Y-Achse vielleicht Werte von plus 10 bis minus 10 für das Ausmaß des Glücks.

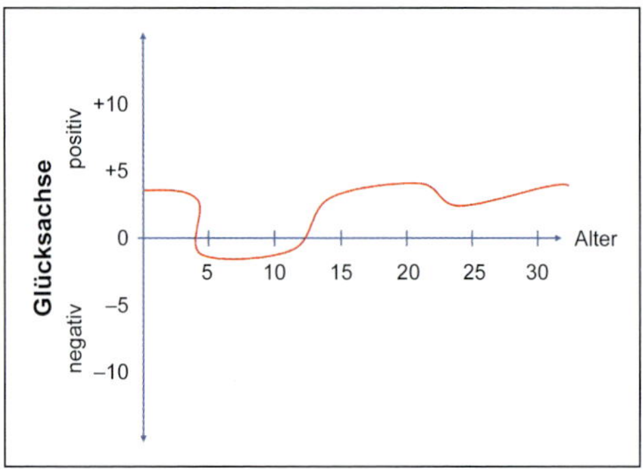

Abbildung 12: Lebenslinie mit Diagramm

Die Lebenslinie kann auch nur einzelne Aspekte des Lebens betreffen, wie etwa berufliche Zufriedenheit oder auch Zufriedenheit in Partnerschaften. An die Linie kann man verschiedene Fragen stellen: „Wie schnell konnte ich mich von Krisen und Rückschlägen erholen? Wie lang haben traurige Ereignisse nachgewirkt?“ Man könnte überlegen, wie sehr eigene Fähigkeiten oder auch Unfähigkeiten den Verlauf der Linie beeinflussten oder wie sehr auch zufällige Ereignisse eine Rolle im Leben spielten. Man kann geradezu in einen Dialog mit der Linie treten und fragen: „Was könnte die Linie mir sagen?" Vielleicht gibt es in der Linie auch wiederkehrende Muster.

Auf jeden Fall wird deutlich, dass nach schwierigen Zeiten auch immer Zeiten des Glücks folgen können. Das allein ist schon eine stärkende Erfahrung. Die Linie fügt Phasen des Lebens zusammen, die vielleicht im Rückblick unverbunden nebeneinander standen.

3.4 Malen einer autobiografischen Bildfolge

Die Stationen des Lebens in Bildern malend zu dokumentieren, ist eine langwierige Aufgabe. Vielleicht wählen Sie das Format des Comic-Strips. Jetzt geht es darum, die Kontinuität des Lebenslaufs zu finden und zu dokumentieren. Was waren die wichtigen Wendepunkte, die bedeutsamen Momente des Lebens? Was waren die Aufgaben, die sich in verschiedenen Phasen des Lebens stellten, welche Gruppen boten Geborgenheit oder reagierten feindselig? An dieser Aufgabe kann man einige Zeit arbeiten und auch immer noch neue Bilder und Situationen in die gezeichnete Autobiografie integrieren. Daher mag es günstig sein, die Bilder als Loseblattsammlung – vielleicht im Format DIN A4 – anzulegen, die immer noch durch neue Bilder ergänzt werden kann. Eine Frage, die zu klären ist, wäre: Was könnte die eine oder andere Lebensaufgabe gewesen sein, die bisher durch mein Leben bearbeitet oder vielleicht sogar gelöst wurde?

3.5 Schlimme Erinnerungen durch Malen mildern

Das Leben führt mitunter durch schwierige Strecken. Nicht nur Kriege oder Verletzungen können Menschen traumatisieren, auch schwere Angstzustände, starke Scham oder Schuldgefühle können Narben in der Seele hinterlassen. In der Verhaltenstherapie hat sich eine Methode etabliert, die belastenden bildhaften Erinnerungen durch günstige Vorstellungsbilder zu „überschreiben" (imaginatives Überschreiben). Dies eignet sich auch sehr gut als therapeutische Malaufgabe. So werden die von der seelischen Narbe ausgehenden Störungen vermindert. Nehmen wir ein Beispiel:

Beispiel:

Carola musste als 4-Jährige während des Urlaubs ihrer Eltern einige Tage bei einem Onkel verbringen. Eines Tages rief dieser das Mädchen zu sich, setzte es auf seinen Schoß und missbrauchte es. Das war körperlich und seelisch ein furchtbarer Schmerz. Als die Eltern Carola abholten, wollte sie gleich erzählen, was vorgefallen war. Die Eltern reagierten aber gar nicht darauf. Aus diesem Erlebnis ist ein tiefes Gefühl von Hilflosigkeit zurückgeblieben. Es gibt niemanden, der Carola beschützt, ja vielleicht hat sie gelernt, dass sie gar nicht beschützenswert sei. Heute, als Erwachsene, ist sie leicht ausnutzbar und kann ihre eigenen Interessen kaum vertreten. Das Erlebnis war übrigens einigermaßen verdrängt, erst in einer Therapiesitzung tauchte es wieder auf.

Nun ist das schlimme Geschehen passiert und nicht rückgängig zu machen. Das ist auch nicht das Ziel der „Überschreibung". Es geht vielmehr darum, der bildhaften Erinnerung Elemente hinzuzufügen, die sie erträglicher machen. Beispielsweise kann Carola als Erwachsene in dem Erinnerungsbild des damaligen Geschehens auftreten und das kleine Mädchen in den Arm nehmen und trösten. Sie könnte sich selbst als Kind einfach nur streicheln oder aber auch tröstend mit sich sprechen: „Du hast es überstanden. Du wirst doch eine liebenswerte erwachsene Frau werden".

Weil Carola aber gar nicht so gut darin ist, sich selbst als Erwachsene zu beschützen, ist vielleicht ein anderes Bild günstiger: Sie könnte sich vorstellen, wie sie nach der schlimmen Tat in einem klaren Bergsee schwimmt und die Beschmutzung und Verletzung von ihr abgewaschen wird. Auch dies lässt sich als Bild verwirklichen. Es gibt hier viele Möglichkeiten. Nehmen wir eine andere schlimme Erinnerung:

Beispiel:

Hans-Peter ist nun ein alter Mann von 92 Jahren, aber das Erlebnis steht so klar vor seinen Augen, als sei es gestern passiert. Nach dem 1. Weltkrieg starb der Vater und die Mutter verarmte. Die Familie musste aus der schönen Villa ausziehen. Er durfte nun nicht weiter auf dem Gymnasium bleiben, sondern musste eine kaufmännische Lehre beginnen. Er empfand das als große Schande, sein Lebenstraum, Arzt zu werden, war gescheitert. Erschwerend kam hinzu, dass man alle finanziellen Möglichkeiten zusammenkratzte, um dem Bruder ein Theologiestudium zu ermöglichen. Nicht nur der Verlust des geliebten Vaters war zu betrauern, alle Hoffnungen, die sich der begabte Schüler gemacht hatte, mussten begraben werden. Er lag Nächte wach und weinte. Nun war er ein tapferer junger Mann: Wie bis dahin schon im Gymnasium, bewältigte er alle Aufgaben, die auf ihn zukamen, mit Bravour, ja er wurde – ohne Abitur – sogar Offizier im 2. Weltkrieg.

Man könnte ihm vorschlagen, die schlimme Situation zu malen, wie er als 12-Jähriger im Bett liegt und weint, und nun aber ein Engel an sein Bett kommt, der verkündet: „Du wirst ein sehr erfolgreiches Leben haben, du wirst eine Schönheit heiraten und drei gelungene Söhne haben, die dich lieben. Du wirst allen zeigen, was in dir steckt, du wirst den höchsten Preis des Lebens erringen".

Das Malen des Bildes baut die Vorstellung aus, konkretisiert sie. Das Bild muss nicht unbedingt an der Wand hängen. Die schlimme Erinnerung soll ja nicht immer wieder aufgerufen werden. Nach der Bearbeitung kann das Bild auch in einer Schublade ruhen.

3.6 Malen eines Traumas – Geburt

Auch die Geburt kann ein traumatisches Erlebnis sein. Nur in ganz seltenen Ausnahmefällen können sich aber Menschen an Ereignisse der Geburt erinnern. Manchmal bekommt man Information von der Mutter über den Verlauf der Geburt und evtl. über Schwierigkeiten bei der Geburt. Nach Meinung vieler Therapeuten können traumatische Geburtserlebnisse in das spätere Leben hinein strahlen und negative Auswirkungen haben (vgl. z.B. Grof, 1985).

Anregung für eine Malaufgabe: Es kann also lohnend sein, die Phasen der Geburt durch Idealbilder zu überschreiben: Man stellt sich die ozeanische Einheit im Mutterleib vor, dann die beginnende Enge und den Druck auf den Fötus, schließlich den Überlebenskampf in der Enge des

Geburtskanals und letztlich das Erblicken des Lichtes der Welt, das Weite, die Freiheit, die aber auch laut, hell und schmerzhaft sein kann. Ein Beispiel zeigt spezifische Möglichkeiten:

Beispiel:

Karls Mutter erlitt bei der Geburt einen Plazentavorfall. Der Geburtsvorgang wurde unterbrochen. Erst 24 Stunden später kam Karl völlig entkräftet zur Welt. In seinem Leben gibt es eine Spur dieses Erlebnisses. Er hat die tiefe Überzeugung, es lohnt sich nicht, sich anzustrengen, man schafft es ohnehin nicht. So kann er sich nach 36 Semestern Jurastudium nicht zum Examen anmelden, obwohl er den Stoff gut beherrscht und sogar Abschlussarbeiten für andere Studenten verfasst.

Für ihn wäre ein Bild gut, das Warten und dann späteres Weiterkommen visualisiert. Ein mögliches Bild wäre beispielsweise: Er wartet in einem Tunnel auf einen Zug, aber eine Tafel zeigt ihm an, wie viele Minuten noch zu warten sind. Er wartet ruhig, und als der Zug kommt, greift er mit großer Energie seine Koffer und springt in den Zug.

Es gibt noch andere Bewältigungen von schlimmen Situationen und Ängsten, die eine gehirnphysiologische Begründung haben: Die traumatische Erinnerung ist in Teilen nur in visuellen Speichern (rechte Gehirnhälfte) niedergelegt, die dem verbalen Bewusstsein (linke Gehirnhälfte) gar nicht so leicht zugänglich sind. Wenn beide Gehirnhälften gleichzeitig an der Erinnerung arbeiten, kann die traumatische Situation also neu bearbeitet werden. Dies wird erreicht, wenn beide Gehirnhälften auf das entstehende Bild des Ereignisses blicken (äußeres rechtes und äußeres linkes visuelles Feld) und bei der Bearbeitung auch beteiligt sind. Das passiert, wenn das Bild mit beiden Armen bearbeitet wird und wenn es so groß ist, dass es im rechten und linken äußeren Gesichtsfeld wahrgenommen wird. Es kann also günstig sein, ein großes Bild von der Angst oder von der traumatischen Erinnerung, das nicht in einem engen Blickfeld wahrgenommen werden kann, mit beiden Händen malend zu erarbeiten.

Eine gemeinsame Aktivierung beider Gehirnhälften kommt auch dadurch zustande, wenn Sie die Augen hin- und herbewegen, also dem Blick aus geringem Abstand vielleicht absichtlich 10 bis 15 Mal von der rechten zur linken Seite des großen Bildes schweifen lassen.

3.7 Fotos aus therapeutischer Sicht betrachten und fotografieren

Schätze in Fotoalben heben

In alten Fotoalben und -sammlungen ruht häufig ein therapeutischer Schatz, der durchaus zu heben ist. Manches an den Bildern ist natürlich geschönt, manches aber auch ganz unbeachtet geblieben, sodass aus den alten Fotos bei geschickter Betrachtung eine biografische Wahrheit zu gewinnen ist.

Meist haben die Eltern liebevoll Alben der ersten Lebensjahre ihrer Kinder angelegt (danach flaut das Fotografier-Interesse erfahrungsgemäß etwas ab). Aber auch von Urlauben und Familienfesten gibt es Alben (oder Ordner auf der Festplatte, das wird hier nicht jedes Mal unterschieden). Diese Bildsammlungen gilt es also von Eltern oder Großeltern zu besorgen. Alte Diasammlungen, aber auch Papierbilder könnte man einscannen, um dann dauerhaft darüber verfügen zu können; so werden sie auch vor weiterem Vergilben oder dem Verfall bewahrt.

Diese Bilder kennen Sie natürlich schon, so werden Sie kaum eine Überraschung bei einem erneuten Betrachten erwarten. Dennoch ist gerade das sehr wahrscheinlich, wenn man an die Fotos nur die richtigen Fragen heranträgt: Welche Wahrheit erzählen die Fotos über die sozialen Beziehungen, über Zuneigung und Abneigung?

Folgende Fragen könnte man sich z. B. stellen:
- Wer hat mit wem Blickkontakt?
- Wer berührt eine andere Person?
- Wer baut durch die Körperhaltung Barrieren gegen andere Personen auf?
- Übt eine Person durch die Berührung Kontrolle aus, behindert sie einen anderen in der Bewegungsfreiheit, z. B. die Eltern die Kinder?
- Wer befindet sich in der Mitte des Bildes (der war für den Fotografen am wichtigsten), wer ist im äußeren Bereich des Bildes?
- Wie sind die Menschen angezogen, was drücken sie durch ihre Kleidung aus?

- Bei welchen Aktivitäten sind sie fotografiert, wie spiegelt das ihre Rolle in der Familie?
- Wer fehlt auf den Bildern?
- In welcher Hinsicht geben die Bilder ein falsches Bild der damaligen Situation, welchen Familienmythos wollen die Gestalter des Albums zeigen und aufrechterhalten?

Manchmal fragt man sich, welches Kind von den Eltern am meisten geliebt wurde, das lässt sich sicher aus den alten Alben erkennen. Manchmal hat man aber auch gar keine gute Erinnerung an die eigene Kindheit, aber aus den Alben kommen doch Momente großer Fröhlichkeit und entspannten Spiels ans Licht. Die Bilder können die heutige Sicht auf die eigene Vergangenheit bestätigen, aber auch infrage stellen. Manchmal kann man sich sogar an den Moment der Fotografie erinnern. Freude und Leid dieses Moments werden durch das Foto wieder bewusst, es ist fast so, als würde man in der Zeit zurückversetzt.

Wieder können einige Fragen helfen, die Wahrheit des damaligen Lebensabschnitts zu erforschen:
- War ich in dem Moment des Fotos glücklich?
- Hatte ich dem Foto zugestimmt?
- Stellt das Foto eine Person bloß?
- Erinnere ich mich an Zuneigungen oder Abneigungen zu den Personen auf dem Foto?
- Wie ging es nach dem Foto wahrscheinlich weiter, wie kam es zu der Situation?

Wenn man ein wenig in die Haut des kleinen Kindes schlüpft, erinnert man sich wieder an Ängste, an Wünsche, an das Glück, vielleicht auch an die Hilflosigkeit des Ich als Kind. Ist die Lebenslage heute traurig oder bedrückend, kann es hilfreich sein, frühere Momente des Glücks zu finden, diesen Glückskeim in sich wieder zu entdecken und wieder wachsen zu lassen. Man kann frühe Kompetenzen sehen: Was konnte ich damals schon gut, was hat sich daraus entwickelt?

Es kann aber auch eine Kompetenz sein, aus schwierigen Bedingungen und ohne allzu viel Unterstützung doch zu einem kompetenten und liebesfähigen Erwachsenen geworden zu sein. Sich das klarzumachen, kann wieder Kraft geben. Das Gleiche ist selbstverständlich mit späteren Alben möglich, mit Bildern, die man selbst mit Partnern in Urlauben fotografiert hat oder die in Kisten als Bildersammlungen liegen.

Beispiel:

Walter erinnert sich an seine Kindheit nicht allzu positiv. Die Eltern mochten die brave Schwester mehr, er bekam häufig Schläge von Mutter und Vater. Vielleicht – so dachte er später – war der Mutter seine Geburt in der Zeit nach dem Ende des Zweiten Weltkrieges auch recht unwillkommen, sie musste ihr Jurastudium damals aufgeben, war dann später immer Hausfrau, ohne diese Rolle wirklich gewollt zu haben. Die Bilder aus den Alben zeigen ihn auch häufig im Abseits, er erinnert sich bei einigen der Fotos sogar noch an eine traurige Stimmung.

Es gibt aber auch andere Bilder, auf denen er zu sehen ist, wie er stolz einen Kaufladen aufmacht, die Sonnenbrille der Mutter aufsetzt. Der Vater hatte ihm schon mit 9 Jahren eine Kamera geschenkt, mit der er selbst fotografieren konnte. Das führt die Erinnerung weiter zu den vielen schönen Geschenken, die der Vater von Reisen mitbrachte oder die Weihnachten unter dem Tannenbaum lagen (z. B. ein wunderschöner Teddybär, für den die Oma einen Anzug genäht hatte). Es ist für Walter geradezu erleichternd zu entdecken, dass es in seiner Kindheit eben nicht nur Ausgrenzung und Ablehnung gab, sondern auch Zuneigung, Unterstützung und Förderung.

Vielleicht war manches, was zu den vielen Konflikten und Enttäuschungen der Kindheit führte, auch aus einer zu großen Hoffnung geboren und der Überforderung geschuldet. Die Kamera ist vielleicht ein Beispiel dafür. Damit konnte Walter einigermaßen umgehen, erhielt aber auch keine richtige Unterweisung. Anhand der Bilder kommt eine andere Erinnerung auf. Einmal forderte der Vater den 7-Jährigen auf, einen Schaltplan der elektrischen Eisenbahn zu zeichnen. Aber dieser wusste überhaupt nicht, was man von ihm erwartete. Leider gibt es von der schönen und geliebten Märklin-Eisenbahn keine Bilder mehr.

Die alten Spielzeuge fotografieren

Viele Weichen für die Entwicklung der späteren Person werden in der Kindheit gestellt. Die frühen Erfahrungen sind besonders prägend. Wer in der Kindheit den Mangel von Lebensmitteln erlebt hat, ist später leichter bereit, Vorräte anzulegen; wer überfordernd erzogen wurde, entwickelt vielleicht Leistungsängste; wer sich der Liebe seiner Eltern gewiss war, kann später selber leicht Liebe empfangen und geben. In der Vielfalt des Wirklichen gibt es natürlich keine einfachen Regeln, nach denen solche Entwicklungen vor sich gehen. Meist kann man nur im Nachhinein verstehen, wie manche Eigenschaften und Vorlieben zustande kamen.

Im Erwachsenenalter noch einmal die Gefühlslagen der Kindheit wiederzubeleben, kann sehr trostspendend sein. Manche damaligen Ängste sind heute gegenstandlos, die Hilflosigkeit des Kindes konnte überwunden werden. Aber auch Positives kann entdeckt werden; die Begeisterungsfähigkeit des Kindes, die Freude am Spiel, sind vielleicht im Laufe des Lebens ein wenig verschüttet worden.

Beispiel:

Eine fototherapeutische Aufgabe kann es sein, die alten Puppen, die Mecki-Figuren (vgl. Abb. 13), die Teddybären oder auch die Spielzeugpanzer, die dem Kind ein Machtgefühl vermittelten, die Pistolen oder Säbel, mit denen Jungen sich über die kindliche Hilflosigkeit hinwegtrösteten, wiederzufinden und zu fotografieren (wieder besitzen will man sie ja kaum). Gerade das Wiederbeleben positiver Gefühlslagen der Kindheit, der unbedingten Liebe, die man zu Puppen und Teddybären empfand, üben solche Gefühlslagen wieder ein.

Teddybären haben Trost gegeben, gerade weil sie nicht widersprachen, nicht erzogen, sondern in Freude und Trauer einfach beim Kind waren. Das warme, kuschelweiche Fell hat Geborgenheit vermittelt, so als könne man sich an die warme Haut der Mutter ankuscheln. Die damaligen Spielzeuge, die natürlich meist „kaputtgespielt“ waren und weggeworfen wurden, können zum „Abrufreiz“ für die vergangenen Gefühlslagen werden.

Alte Puppen und Teddybären können auf dem Antikenmarkt hohe Preise erzielen, weil sie gefühlsgeladene Objekte sind. So findet man auf Flohmärkten die eigenen Spielzeuge wieder. Sie sind ja in hohen Auflagen hergestellt worden und haben durch einen glücklichen Zufall in anderen Haushalten vielleicht dem Zahn der Zeit getrotzt.

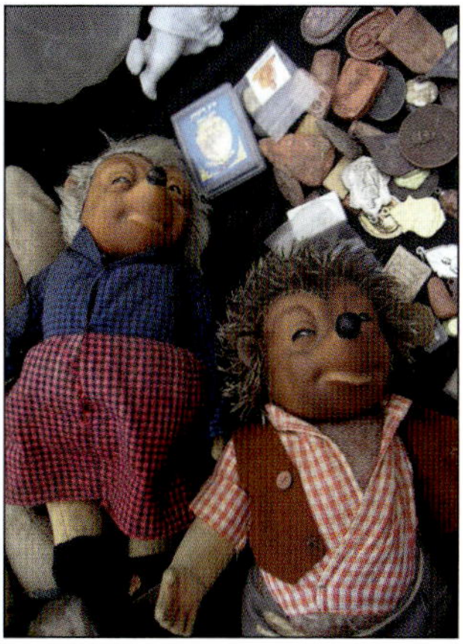

Abbildung 13: Der Mecki war in der Kindheit ein geliebtes Spielzeug. Seine fröhliche Stimmung steckt den Fotografen heute noch an.

Sicher haben auch Sie bei Flohmarktbesuchen hin und wieder die Spielzeuge Ihrer Kindheit entdeckt. Dann ergibt sich meist für einen kurzen Moment eine Brücke zu den Stimmungen der Kindheit. Man erlebt dann kurz, wie man damals fühlte, wie man vielleicht die schöne Sache bewunderte, wie man sich nach den Möglichkeiten des Erwachsenenlebens sehnte. Die Gefühle der Kindheit können intensiver sein, als die Gefühlslagen des Erwachsen, der z. B. im Berufsleben lernen musste, sich zu kontrollieren. Kinder hüpfen vor Freude und weinen in der Wut und Trauer, im Erwachsenenleben kann das nur noch in seltenen Ausnahmesituationen passieren.

Damals waren noch viele Entwicklungslinien offen. Später wurde dann manches gefördert, anderes, was an Anlagen vorhanden war, konnte sich in der gegebenen Umwelt nicht entfalten. Dabei denken wir nicht nur an geistige Talente, sondern z. B. auch an die Bereitschaft, neugierig und kreativ zu sein oder beispielsweise an ein Talent, andere und sich selbst durch Späße zu unterhalten. Es können durchaus auch negative Erlebnisse sein, die gefühlsmäßig aktiviert werden. Vielleicht war irgendwie Spott mit der Sache verbunden, vielleicht ging sie vorzeitig zu Bruch und das Kind wurde getadelt.

Beim Flohmarktbesuch sind die „Kindheitsgefühle“ zufällig aufgerufen. Sie klingen im Verlauf der Suche nach Brauchbarem und Günstigem schnell ab. Diese Übung will die beschriebenen Erlebnisse nun fokussieren und nutzen.

Vorgehen: Nehmen Sie bei den nächsten Flohmarktbesuchen eine Kamera oder das Handy mit. Machen Sie Fotos von den Spielzeugen, die sie aus Ihrer Kindheit kennen. Die meisten Flohmarkthändler haben nichts gegen solche Fotos, aber es ist zu empfehlen, kurz die Genehmigung des Händlers einzuholen. Wenn dieser erfährt, wozu das Foto dienen soll, wird er die Aufnahme sicher gut heißen. Wenn Sie vorher eine Liste möglicher Spielsachen erstellt haben, fällt es Ihnen leichter, beim Flohmarktbummel relevante Dinge zu entdecken (Andere vergleichbare Motivgruppen könnten die Wohngegend der Kindheit, die Spielplätze, die Geschäfte, die man besucht hat etc., sein.). Die Fotos sammeln Sie zunächst nur (z.B. auf dem Smartphone oder in einem Computerordner).

Wenn Sie einige zusammen haben, machen Sie eine Gefühlsreise in die Vergangenheit: Versuchen Sie, die damalige Stimmung beim Betrachten der Bilder in der ungestörten und ruhigen Atmosphäre Ihres (Wohn-)Zimmers besonders intensiv entstehen zu lassen. Vielleicht fallen Ihnen auch wieder einzelne Ereignisse ein, welche die spezielle Stimmung wiederum verstärken. Ganz von selbst kommt auf diese Weise wieder etwas von der Kraft des Kindes in Ihr Leben. Einzelne Bilder, die wertvolle und vergangene Stimmungen aufrufen, können Sie nun zum Motiv für ein gemaltes Bild nehmen.

Beispiel:

Als etwa 6-jähriges Kind entdeckte der Autor im Sommerurlaub auf der Insel Langeoog im Fenster eines Spielwarengeschäftes ein grünes Plastik U-Boot, das sogar richtig untertauchen konnte. Seine Eltern, damals keineswegs vermögend, kauften das Boot, dem die grenzenlose Bewunderung und Liebe des Jungen galt. Es konnte angetrieben von einem Gummimotor tatsächlich richtig untertauchen und auftauchen. Die Bewunderung galt diesem technischen Meisterwerk, die starke Gefühlswallung der Sache gegenüber hatte aber sicher auch andere Gründe. Der Autor selbst hatte als Kind nämlich Angst vor dem Wasser und dem Untertauchen, nachdem er beinahe einmal ertrunken wäre. Dieses Boot ergänzte also sein Ich mit einer wichtigen Fähigkeit. Er stellte sich vor, was da in den geheimnisvollen Tiefen des Ozeans zu sehen sein könnte.

Als Erwachsener entdeckte er dann auf einem Flohmarkt in Belgien ein ganz ähnliches Boot (vgl. Abb. 14) Sofort durchzuckte ihn erneut das Gefühl dieser Bewunderung für den damaligen Besitz. Später hat er es dann gemalt, das kleine tapfere U-Boot, das ihm ein Stück weit half, seine Angst vor dem Wasser zu überwinden, bzw. sie zeitweilig vergessen zu lassen (vgl. Abb. 15).

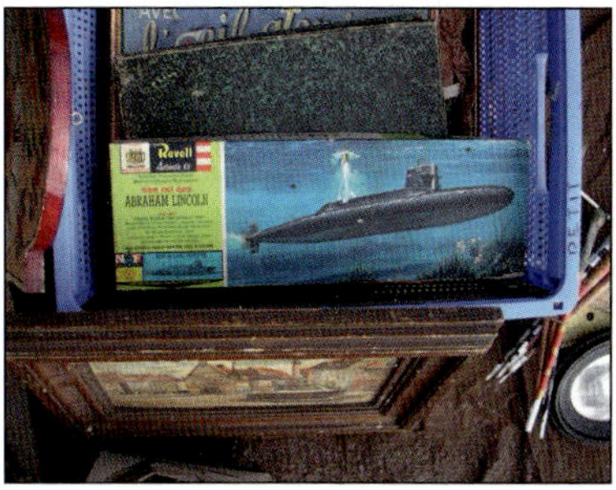

Abbildung 14: Auf dem Flohmarkt wird ein Plastik-U Boot verkauft, das die autobiografische Erinnerung aufruft.

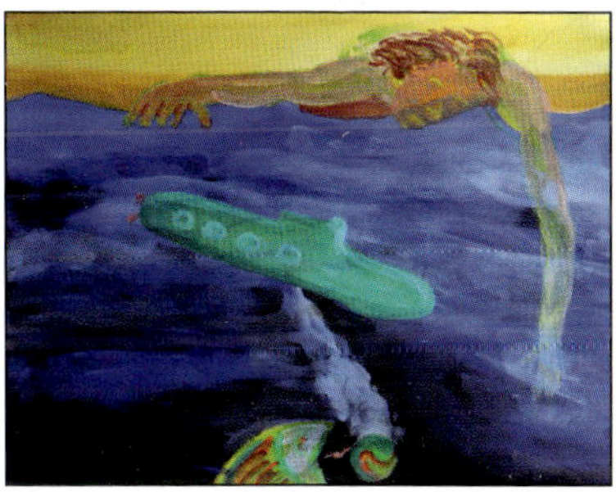

Abbildung 15: Gestaltung der Erinnerung an das geliebte U-Boot

Autobiografisches Fotografieren

Sicherlich besitzen Sie Kleidungstücke, in denen Sie sich besonders wohl gefühlt haben. Nun sind sie alt und abgetragen, aber Sie scheuen sich, sie wegzuwerfen. Vielleicht hilft ein Foto dieser Kleidungstücke, die positive Erinnerung immer wieder einmal aufzurufen.

Es können aber auch Gegenstände sein, die Entdeckerfreude, technische Begeisterung oder Neugier und Bewunderung auslösten oder auch Leistungen sein, auf die man stolz ist: etwa die Beherrschung des Segelbootes oder des Motorrades. Manchmal hat man Fotos davon, manchmal kann man zumindest die Gegenstände wiederfinden und dadurch einen Abglanz des früheren Stolzes erleben. Das ist auf jeden Fall hilfreich.

Mit einem guten Selbstwertgefühl gelingen alle Aufgaben des Lebens besser als mit übermäßiger Selbstkritik und Selbstzweifeln. Viele große kulturelle Leistungen konnten nur dadurch entstehen, weil Schriftsteller, Künstler, Musiker, Erfinder und Entdecker an sich glaubten und trotz anfänglicher Kritik an ihrem Projekt weiterarbeiteten.

Fotos von Orten, die mit autobiografischen Erinnerungen verknüpft sind

Bei dieser Aufgabe geht es wieder darum, positive Erinnerungen, Ressourcen und liebevolle Beziehungen in der eigenen Vergangenheit aufzuspüren.

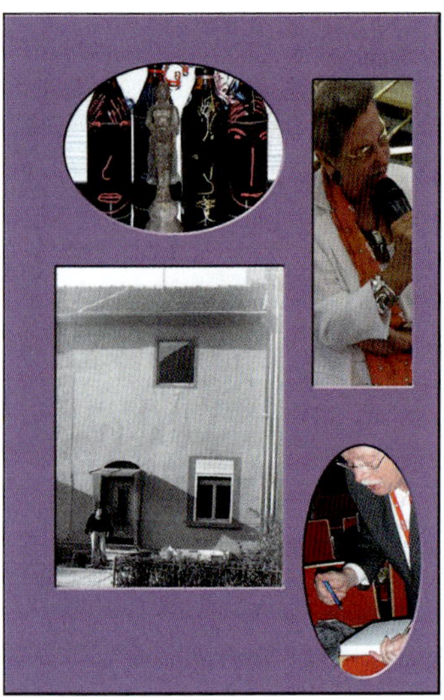

Abbildung 16: Foto-Collage mit Orten, Sachen und Personen, die gute Erinnerungen auslösen: das günstig gekaufte Haus, die verehrte Chefin, der tolle 60. Geburtstag

In Phasen depressiver Verstimmungen drängen sich negativ getönte Erinnerungen in den Vordergrund. Um das Spektrum der Erinnerungen aufzufächern, kann ein Klient den Auftrag erhalten, durch den Ort seiner Kindheit (oder des jungen Erwachsenenalters etc.) zu gehen und alle Orte zu fotografieren, mit denen positive und negative Erinnerungen verbunden sind. Diese können zunächst Hinweise auf die Entwicklung von Erlebnismustern geben. Eine Foto-Collage aus den Orten, die emotional positive Erinnerungen aufrufen, kann zur Stimmungskontrolle dienen, kann aber auch den Zugang zu positiven Emotionen öffnen. Mitunter ist der Klient überrascht, in welchem Ausmaß es in seinem Leben auch schöne Zeiten gegeben hat (vgl. Abb. 16).

3.8 Das bedeutende Kunsterlebnis nachempfinden

In einer Therapie ist es die Aufgabe des Therapeuten, aus den Erzählungen des Klienten Belastungen und Traumata herauszufiltern, die bearbeitet oder aufgelöst werden könnten. In der Selbstanwendung hat man diese Hilfe nicht und kommt daher meist nicht zu einer überraschenden Entdeckung ungünstiger psychischer Konstellationen in der eigenen Vergangenheit.

Hier schlagen wir eine Übung vor, die dabei helfen kann, die eigene Situation auch ohne Hilfe eines Therapeuten vertieft zu verstehen: Durchforsten Sie bitte Ihre Erinnerung nach starken Empfindungen bei der Betrachtung eines Kunstwerkes. Sie haben sich daher noch lange an die Begegnung mit diesem Kunstwerk erinnert und immer einmal an das Kunstwerk gedacht. Sicher war Ihnen damals gar nicht klar, warum dieses Kunstwerk eine solche Wirkung auf Sie haben konnte. Die Wirkung war irgendwie geheimnisvoll. Welche Art Kunstwerk das war, ist ganz gleichgültig. Das kann ein Bild, eine Skulptur, ein Film oder sogar eine Werbung gewesen sein. Es ist auch nicht wichtig, dass Sie sich an den Künstler erinnern. Hauptsache ist, Sie waren tief beeindruckt. Hier sind auch nicht allein schöne Erlebnisse gemeint: Ein Kunstwerk kann gegebenenfalls auch starke negative Empfindungen auslösen. Es ist genauso wenig wichtig, wie Sie mit dem Kunstwerk zusammenkamen, vielleicht im Museum, vielleicht aber auch in Form einer Abbildung in einem Kunstbuch oder einer Zeitschrift. Vielleicht haben Sie jetzt Lust, in einigen Zeilen das Erlebnis und was Ihnen von dem Kunstwerk noch in Erinnerung geblieben ist niederzuschreiben. Das wäre für den Fortgang der Übung günstig.

Tatsächlich ist die starke Wirkung des Kunstwerks ein Beleg dafür, dass etwas in Ihnen zum Schwingen gekommen ist, dass ein wichtiges Lebensproblem von Ihnen angesprochen wurde, welches Ihnen vielleicht gar nicht so bewusst ist. Dieses Lebensproblem soll nun durch die Beantwortung der folgenden Fragen gefunden werden:

- In welchem Aspekt stimmt das Kunstwerk mit einer Gegebenheit ihres damaligen Lebens überein?
- Welche Gefühle wurden durch das Kunstwerk wachgerufen?
- In welchen Lebenslagen hatten Sie in verstärktem Maß solche Gefühle?
- Wie würden Sie die Botschaft des Kunstwerkes in Worte fassen?
- Zu welchem Ihrer wichtigen Lebensprobleme hätte diese Botschaft gepasst?
- Oder ist es so, dass das Kunstwerk eine Belastung, die Sie auch erleben mussten, ausgedrückt hat und Sie sich in besonderem Maße verstanden fühlten?

Wenn Sie ein wenig über diese Fragen nachdenken, finden Sie sicher bald eine interessante Beziehung zwischen Ihrer damaligen Lebenslage und der Botschaft des Kunstwerkes, die Sie wahrgenommen haben. Sicher lohnt es sich, darüber nachzudenken, ob diese Problemlage weiter besteht, oder aber ob die Belastung durch diese Lebenslage noch nachwirkt und sich vielleicht in heutigen Reaktionen auf Ihre Umwelt noch zeigt.

Der Autor hat diese Übung mit vielen Studenten mit folgender Instruktion durchgeführt (hier wird die Aufgabe noch einmal mit anderen Worten erklärt): „Hatten Sie jemals eine Begegnung mit einem Kunstwerk (der bildenden Kunst), die Sie tief beeindruckt hat? So eine Begegnung ist schwer zu beschreiben und vielleicht bei verschiedenen Menschen auch ganz unterschiedlich. Auf jeden Fall geht sie mit starken Gefühlen einher, starker innerer Angerührtheit. Welche Gefühle das sind, kann ganz unterschiedlich sein. Es kann auch sein, dass es ein starkes intellektuelles Erlebnis war: Sie sind z. B. überraschend zu einer neuen Einsicht gelangt."

Fast immer kam es zu überraschenden und erhellenden Korrespondenzen zwischen Kunstwerk und einer Lebensthematik. Ein Beispiel von Sigmund Freud und Berichte der Studentengruppe lassen das breite Spektrum der Erfahrungen erkennen.

Beispiel: Eine Erinnerung von Sigmund Freud

Freuds Bewunderung für den Moses des Michelangelo lässt ihn Stunden vor der Statue verbringen, als sein Konflikt mit Carl Gustav Jung seinen Höhepunkt erreicht hat (Freud, 1914/1969). Soll er selber alles (die Lehre) hinwerfen, fragt er sich. Nein, er bezwingt diesen Impuls und in seiner Analyse der Statue des Moses begründet er ihre Wirkung damit, dass Moses den aggressiven Impuls, die Tafeln niederzuschmettern, bezwungen habe (vgl. Donn, 1990). Diese Deutung gibt er, obwohl die Tafeln nach der Überlieferung der Bibel ja von Moses zu Boden geworfen wurden, als dieser sah, wie das Volk um das goldene Kalb tanzte.

Man könnte seine Deutung in der Sprache der Psychoanalyse auch als „Projektion" bezeichnen. Er selber wollte auch nicht „alles hinwerfen".

Beispiel:

Ein Seniorstudent (54) beschreibt ein Erlebnis, das einige Jahre zurückliegt: „Ich besuchte mit meiner Lebensgefährtin das Ägyptische Museum in Kairo. Man hatte sich bei dem Rundgang vor den Vitrinen getrennt. Ich blieb versonnen vor einigen spielzeugartig kleinen bemalten Holzschiffchen stehen, auf denen Holz-Ruderer standen. Ich war insgesamt voller Bewunderung für die ägyptische Kunst, aber gerade angesichts dieses kleinen unbedeutenden Kunstwerks ergriff mich eine besondere Rührung. Es kam mir der Gedanke, das einmal nachzubauen. Ich machte auch ein Foto von dem Exponat (vgl. Abb. 17). Im Laufe des Tages musste ich noch mehrmals an dieses Schiffchen denken, sodass ich darüber staunte und begann, nach dem Grund der Faszination zu forschen. Es fiel mir dann erst ein, dass ich als Kind selbst Modellschiffe aus Holz und Papier gebastelt und dafür auch einiges Lob und Anerkennung erhalten hatte. Die Schiffchen hatten anscheinend – ohne dass ich das sogleich bemerkte – die Stimmung der Kindheit ein wenig ins Bewusstsein gehoben und auf diese Weise das starke Angerührtsein erzeugt."

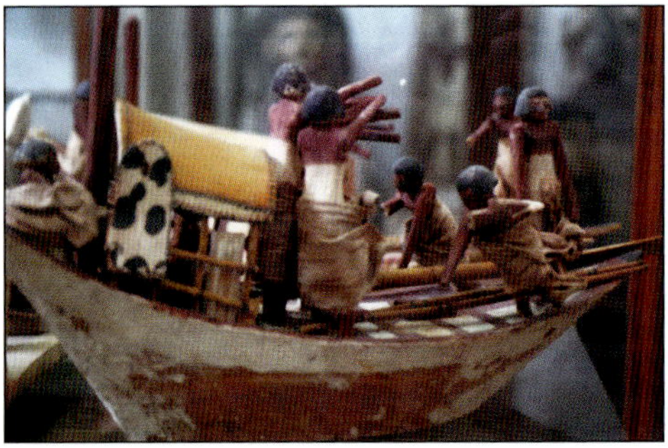

Abbildung 17: Die Totenschiffchen führen zu einer Kindheitserinnerung und wecken so starke Emotionen

Beispiel:

Eine 23-jährige Studentin berichtet von einem Besuch des „Museums für Moderne Kunst“ in Aachen (vermutlich das Museum Ludwig): „Es waren 20 Telefone, die verändert waren, zu Totenköpfen umgebildet, mit Spiegeln versehen oder mit anderen Gegenständen beklebt, sodass eine (neue) Einheit von Telefon und Gegenstand erreicht wurde – den Künstlernamen weiß ich nicht mehr. Mich faszinierten die Telefone, weil es dem Künstler hier so eindrucksvoll gelungen war, einem Gesellschaftsgefühl, bzw. Phänomen eine konkrete Form zu geben, eigentlich profane Dinge miteinander zu verschmelzen und doch zu einem Gefühl von Kommunikation, Tod, Luxus, Einsamkeit, Liebe, Eitelkeit zu gelangen. Das fand ich erstaunlich. Mich beeindruckte das Kunstwerk so, dass ich das Gefühl hatte, hier hat ein Mensch eine Einstellung zum Leben, die der meinen sehr ähnlich ist, nämlich, dass der Mensch dazu neigt, Nichtigkeiten anzusammeln und ihnen im Laufe der Zeit immer mehr Bedeutung beimisst, unser Leben aber so gleichzeitig von allen Seiten zugeschüttet wird.“

Die Studentin entdeckte also eine Übereinstimmung zwischen den eigenen Überzeugungen vom Leben mit den vermuteten Überzeugungen des Künstlers. Das bewirkte ein Gefühl von Verstandensein und Gemeinschaft. Gleichzeitig wurden wohl die eigenen Überzeugungen ausgebaut und konkretisiert. Hier blicken wir auf ein Erlebnis, das zunächst durch Einsicht zustande kommt, dann aber über die erwähnte Stimmigkeit auch starke Gefühle hervorruft.

Zur Erinnerung an ein stark anrührendes Kunstwerk aus dem Gedächtnis könnte folgende Malübung durchgeführt werden: Versuchen Sie das Kunstwerk, das sie stark beeindruckt hat, aus dem Gedächtnis nach zu gestalten. Vertiefen Sie sich wieder in das damalige Gefühl. Vielleicht können Sie das Kunstwerk auch noch einmal betrachten. Wenn Sie den Namen des Künstlers kennen, finden Sie es vielleicht bei einer Bildersuche über eine Internet-Suchmaschine. Wenn Sie den Ort erinnern, können Sie es im Internet vielleicht über Informationen zu diesem Ort auffinden.

Vergleichen Sie das Kunstwerk nun mit Ihrer Zeichnung: Sie können beobachten, worauf es Ihnen besonders ankam und welche Erinnerungen Sie leiteten.

3.9 Literatur, Sprache und Spruchweisheiten nutzen

Das Niederschreiben von Erfahrungen hat eine hohe therapeutische Kraft. Man weiß dies sicher vom Tagebuchschreiben. Eigene Gefühle werden ausgedrückt und hinterfragt. So kommt es zur bewussten – gedanklichen – Verarbeitung der Gefühlslagen. Das Papier ist verständnisvoll, geduldig (es widerspricht zumindest nicht). Die eigenen Gedanken bleiben geheim, sodass man sich noch mehr als in einer Psychotherapie öffnen kann. Sind die Sätze einmal formuliert, kann ihr Autor nun als Leser überprüfen, ob das Geschriebene seine Wirklichkeit auch korrekt wiedergibt, und eventuell korrigierende Gedanken oder Sätze anfügen.

Einen besonderen Reiz besitzt das Gestalten von Spruchweisheiten und Literaturstellen. Aber auch das Ausdrücken von Gedanken, Gefühlen oder Erlebnissen in festen literarischen Formen, z. B. ähnlich der eines japanischen „Haiku“ oder in der Gedichtform, die man „Elfchen“ nennt, kann zur Liebhaberei werden. Die notwendige Konzentration auf das Schreiben fordert heraus, lenkt ab und vermag dadurch einen hohen Grad an Struktur und Ordnung zu vermitteln, beispielsweise in Zeiten schwieriger innerer oder äußerer Konflikte.

In diesem Buch geht es mehr um die bildenden Künste; aber auch Texte können als Schönschrift, als Kalligrafie ausgearbeitet werden. Ein farbiges Papier – vielleicht ein handgeschöpftes –, könnte sorgfältig beschrieben werden und dazu eine kleine farbige Zeichnung oder ein Gemälde mit Stiften oder Aquarellfarben illustrierend hinzugefügt werden. Vielleicht kreieren Sie so mit der Zeit ein eigenes Buch mit Ihren Gedichten, das man auch besonders lieben Menschen schenken kann.

Spruchweisheiten gestalten

In Redensarten werden Lebensweisheiten von einer Generation zur anderen weitergegeben, manchmal vielleicht spöttisch gemeint, manchmal hilfreich, als kondensierter Erfahrungsschatz. Bibelzitate und überlieferte Äußerungen der Heiligen werden herausgehoben und in Sammlungen zum Trost der Gläubigen veröffentlicht. Solche Texte werden auch in Deckchen gestickt, in kostbaren Handschriftseiten ausgeformt, in Holztafeln geschnitzt und zur ständigen Erinnerung aufgehängt. In der arabischen Welt sind die Suren allgegenwärtig, die in der schönen arabischen Schrift die Wände der Moscheen, aber auch die Wände der Privatwohnungen füllen.

Den Wert solcher Spruchweisheiten soll man nicht unterschätzen. Man hat sie durch Wiederholungen gut im Gedächtnis, sie lassen sich in einer kritischen Lage leicht abrufen. Sie sind Richtung und oft auch Trost für den, der sie im geistigen Besitz hat. Natürlich können es die christlichen Spruchweisheiten sein, aber oft sind es auch tröstende Sätze, die Freunde, Betreuer, Psychotherapeuten gesprochen haben, die sich einprägten und die sich in schwierigen Lebenslagen als Trost bewährt haben.

Beispiele:

Christa erinnert eine Spruchweisheit ihres Vaters: Nach dem Hinweis: „... kann man nicht aushalten ...“ folgt: „... doch ausgehalten ...“. Eine Ermunterung, dass man im Leben eben auch schwierige Situationen übersteht. Im Leben von Christa spielte diese Ermunterung immer wieder eine wichtige Rolle.

Klaus hat in einer sozialen Umwelt, die immer nur recht bedingt zu ihm halten wollte (was übrigens ja den meisten Menschen so geht), der

Spruch eines Psychotherapeuten geholfen: „Sei auf jeden Fall dein eigener Freund“. Das heißt eben auch, negative Stellungnahmen von anderen, von Eltern und sogenannten Freunden nicht einfach zu übernehmen.

Herta hatte sich nach dem Tod ihres geliebten Mannes den Satz in einer Kurztherapie ganz fest eingeprägt: „Sie wissen, dass Sie jetzt alleine sind, damit müssen Sie weiterleben.“

Die Aufgabe ist es, eine oder mehrere Spruchweisheiten in Schönschrift malerisch zu gestalten. Das kann eine mächtige Blockschrift sein oder eine zarte schwungvolle Schreibschrift. Tatsächlich könnte man auch eine Schrift im Computer auswählen, in großen Lettern auf ein DIN A4-Blatt schreiben und dieses dann malerisch gestalten.

Zunächst sollte man natürlich überlegen, welche Spruchweisheiten im eigenen Leben eine Rolle gespielt haben. Dazu braucht man vielleicht einige Tage Zeit. Wenn man sich die Aufgabe aber einmal gestellt hat, dann kommen auch lang vergessene Sprüche wieder in Erinnerung. Dem Autor fielen nach einiger Zeit die rheinischen Redensarten ein. „Et hätt noch immer jot jejange“, gefällt ihm davon auch heute noch sehr gut.

Literaturstellen malen

Es ist die Gabe des Dichters, uns das Leben verständlich zu machen, unsere Ideale zu stärken und aufzurufen, uns klar zu machen, worin das „richtige Leben“ besteht. Zeilen von Gedichten und Szenen von Romanen sind aktive Teile unseres Gedächtnisses. Manchmal sind sie wichtiger als eigene Lebenserfahrungen, die wir im schnellen Durcheilen eben nicht haben analysieren können, von denen wir nicht wissen, ob sie eine Regel repräsentieren oder ob sie als mehr oder weniger zufällig und daher bedeutungslos sind.

Bei Filmen gibt es schon die vorgefertigten Bilder, im Roman oder der Kurzgeschichte bilden sich die Vorstellungsbilder dagegen erst beim Lesen aus. Tatsächlich sind diese Vorstellungsbilder ganz und gar unerforscht.

Beispiel:

In einer kleinen Studie im Rahmen eines Seminars hat der Autor die bildhafte Vorstellung zu einer Szene einer Kurzgeschichte zeichnen lassen. Ein Mädchen sah im Zuge der Handlung in einem offenen Küchenschrank einen Zwerg (vgl. Abb. 18). Interessanterweise zeichneten die Studenten Küchen, die sie kannten, z. B. die Küche der Großmutter oder die eigene Küche. So kann man also vermuten, dass die Vorstellungsbilder beim Lesen von Romanen ständig eigene biografische Informationen mit dem Lesestoff mischen, der so eine Tönung aus den beigemischten Erinnerungen erhält. Dabei wird er in einem ganz überraschenden Maß persönlich relevant.

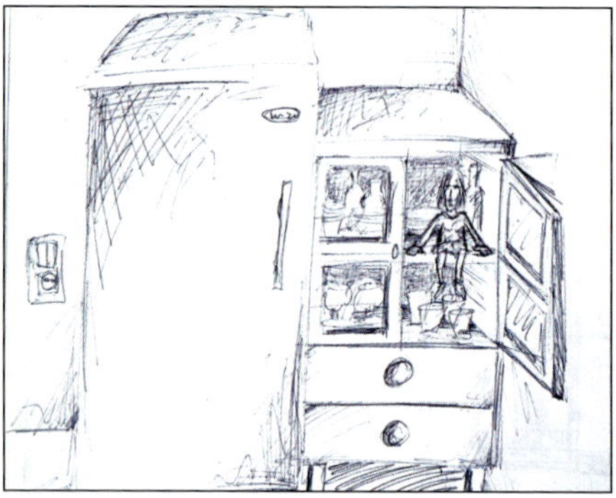

Abbildung 18: Illustration einer Stelle aus einer Kurzgeschichte von Alison Lurie: Die Protagonistin der Geschichte sieht einen Zwerg in einem Küchenschrank. Die Leserin zeichnet ihre Vorstellung: Boden, Kühlschrank und Lichtschalter sind aus der Küche des Elternhauses der Studentin. Das Schränkchen hätte sie gern.

Die Malaufgabe, eine solche Vorstellung zu einer Romanstelle zu malen, erfordert ein wenig Vorbereitung. Im Moment fallen Ihnen eventuell gar nicht viele solcher Stellen ein. Man muss dem Gedächtnis die Suchaufgabe stellen und vielleicht erst über einige Zwischenfragen zu einem Ergebnis kommen: Was waren die wichtigsten Bücher meines Lebens? An welche Szenen habe ich immer wieder einmal gedacht?

Beispiel:

Dem Autor fällt zuerst nur eine Szene aus „Tom Sawyer“ ein: Ein Junge gräbt nach einem Schatz, will schon aufgeben, gräbt aber dann noch einen einzigen Spatenstich (oder war es ein Stich mit dem Taschenmesser?) weiter und etwas Wertvolles (ein Münzschatz?) fällt ihm entgegen. Dieses „Ein-wenig-länger-Durchhalten“ aber auch dieser leichte Goldgewinn hat den Autor als Junge sehr fasziniert.

> Später stellte er sich die Person des Gregor Samsa in Kafkas Kurzgeschichte „Die Verwandlung“ öfter vor, als er selbst das Gefühl hatte, in seiner Gruppe ein Außenseiter zu sein.

Sicher, diese Stellen, die sich einprägten, haben ganz grundsätzlich etwas mit dem eigenen Lebensweg, mit dem damals aktuellen Lebensgefühl zu tun. Insofern trägt das Malen der Szene zur autobiografischen Selbsterforschung bei: Hier könnte aber auch ein ganz neuer Evidenz-Körper entstehen, fast eine neue Kunstgattung: „Vorstellungsbilder zu Literaturstellen“. Wenn Sie nicht so gut malen können, könnten Sie auch etwas fotografieren und – falls Sie ein Bildbearbeitungsprogramm (z. B. eine Version des Programms „Photoshop“) auf Ihrem Computer haben, über das Programm Ihr Vorstellungsbild zusammenstellen. Diese Aufgabe bietet sich ganz besonders in der zweiten Lebenshälfte an, in der es die Aufgabe ist, das eigene Leben zu verstehen und einen integrierenden Blick auf das eigene Leben zu gewinnen.

Erst nach der Malaufgabe empfiehlt es sich, die jeweilige Literaturstelle noch einmal zu lesen. Selten erinnert man die Stelle nämlich ganz korrekt, man hat sie in der Erinnerung den eigenen Bedürfnissen angepasst. Auch dadurch lernt man etwas über sich selbst: Derart könnten auch biografische Erinnerungen „verändert“ worden sein.

Wenn Ihnen auch bei einer gewissen Suche keine Stelle einfällt, nehmen Sie sich einfach einen für Sie wichtigen Roman noch einmal zur Hand und suchen Sie nach einer eindrucksvollen Szene oder beginnen Sie Ihre Urlaublektüre mit dem Vorsatz zu lesen, solche Szenen zu finden, deren Ausgestaltung sich lohnen würde. Möglicherweise suchen Sie nach Szenen, die Sie froh und optimistisch stimmen, nach Szenen, bei denen man in ganz besonderer Weise etwas über das Leben versteht oder eben nach Szenen, die Ihrem Lebensgefühl in ganz besonderer Weise Ausdruck geben.

Haiku

Die Haiku-Technik des Gedichte-Schreibens eignet sich dazu, schlechte Stimmungen zu überwinden oder sich zumindest den eigenen Stimmungen und Gefühlen bewusster zu nähern (indem man sie objektiviert, diese nach außen verlagert, kann man sie dann auch leichter zurücklassen).

Ein Haiku setzt sich formal aus drei Zeilen mit der Silbenabfolge 5 – 7 – 5 zusammen (zu Beginn des Übens kann es einfacher sein, statt mit Silben mit 5 – 7 – 5 Worten zu arbeiten): Beim Schreiben ist man aufgrund der festen Silbenabfolge bemüht, die formale Struktur nicht zu durchbrechen und konzentriert sich also sehr auf die Sache. Dies allein kann schon zu einem kurzzeitigen Vergessen eines Leidensdruckes verhelfen. Das schlaglichtartige Erfassen und Benennen einer Situation dient darüber hinaus dem Selbstausdruck. Die Metaphern des Textes stehen für das gegenwärtige Lebensgefühl und eventuell auch die Lebensphilosophie.

Naturphänomene und saisonale Veränderungen lassen sich besonders gut mit einem Haiku einfangen.

Beispiel: Haiku zum Thema „Herbst"

„Bäume im Herbstwald
Sonnenleuchtendes Blattwerk.
Der Wind weht von Ost."

Die Autorin hatte einmal das Gefühl, dass Sie einem besonders lieben Menschen Unrecht getan hatte und Sie möglicherweise Dinge völlig falsch auffasste; irgendwie schien alles „zu Bruch" gegangen zu sein. Ein selbst aufgenommenes Foto eines zerbrochenen Glasfensters inspirierte Sie zu einem Gedicht, das den quälenden Gefühlen Form gab und auch die Hoffnung nach einer Klärung ausdrückte (vgl. Abb. 19).

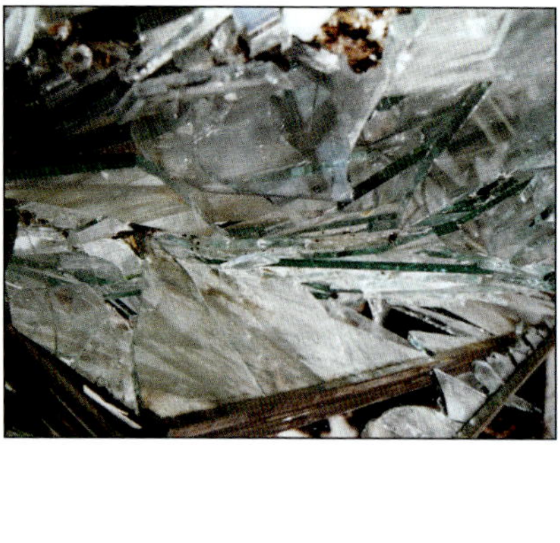

Abbildung 19: Das Glasfenster inspiriert zum Gedichteschreiben.

Sie nutzte die Haiku-Form: Die Textanordnung ausgehend von der Linksbündigkeit über die Mitte zur Rechtsbündigkeit sollte zudem ein Ausdruck der Hoffnung auf Verzeihung und guten Ausgang sein.

Verzeih mir!
Das Glashaus bröckelt –
Panzerglas meiner Seele.
Langsam bricht die Angst …

Noch weit die Freiheit –
Doch Zuversicht wächst leise,
Langsam und still …

Milchige Fenster?
Durchblick gewähre das Glas!
Sonne flute ein!

Im Licht erkennend:
Blumenmeer im Farbenrausch.
Lass' mich teilhaben!

Verzeih mir die Not!
Ich möchte leben lernen:
Mut verlässt mich oft …

Augen-Blick leuchtet
Tief in mein Herz hinein
Leis' kehrt Frieden ein.

Elfchen

In dieser kreativen Schreibtechnik werden 11 Worte oder Begriffe in fünf Zeilen zusammengestellt (Reihenfolge: 1 Wort, 2 Worte, 3 Worte, 4 Worte, 1 Wort), die ähnlich dem Haiku eine poetische Aussage bekommen und ebenfalls Anlass für eine weitergehende Illustration oder Gestaltung sein können.

Ein Beispiel:

_____

_____ _____

_____ _____ _____

_____ _____ _____ _____

_____

Das erste Wort bildet z. B. eine Überschrift, ein Thema, dann folgen 2 Worte, die dieses vertiefen, danach 3 Worte, die wiederum die 2. Zeile emotional verdichten. Die vier Worte der 4. Zeile werden entweder rein assoziativ angefügt oder komplettieren das aufgezeichnete Bild; das letzte Wort ist eine Art „Zusammenfassung des Geschehens".

Beispiel: Elfchen zum Thema „Herbst"

Herbst
Leuchtende Farben:
Rot – Gelb – Orange
Winde kommen heftig daher.
... Blätterregen ...

3.10 Musik als Malanlass

Vielleicht geht es Ihnen manchmal auch so: Sie hören zu Hause, unterwegs oder im Auto Musik und gehen „mit dem Körper" mit: Sie wippen mit den Füßen, schnippen mit den Fingern oder fangen gar an zu singen: Die Musik hat Sie erreicht und fordert zum Mitmachen auf, sie vergessen Sorgen und Ärger, Ihre Stimmung bessert sich. *Oder* eine Musik trifft gerade voll Ihre derzeitige Stimmungslage und Sie vergessen beim Zuhören alles um sich herum und geraten in eine angenehme Vertiefung Ihrer Stimmung.

Diese Erfahrung haben auch viele Bildende Künstler vor Ihnen gemacht: Musik faszinierte Künstler geradezu, wie z. B. Arnold Schönberg, Wassily Kandinsky, Franz Marc und August Macke, sodass sie sich bemühten, das musikalische System und die Strukturen zu verstehen und sogar in Bilder umzuwandeln oder in Bildern lebendig werden zu lassen. Von Pablo Picasso weiß man zu berichten, dass er mitunter in seinem Atelier zur Musik in den Malpausen tanzte, Musik war auch für ihn bereichernd für seinen Schaffensprozess.

Die Autorin konnte oft mit Kindern und Erwachsenengruppen erfahren, wie spannend es ist, in die Bildbetrachtung Musik mit einzubeziehen, die deutlich mehr Bilddetails bewusst werden und „sehen" ließ, bzw. welchen Spaß es bereitet, nach oder mit Musik zu malen. Dabei entstanden – je nach vorherrschender Stimmung – oft zur gleichen Musik ganz unterschiedliche Bilder.

Musik lässt sich also grundsätzlich inspirierend nutzen oder kann Impulse für das therapeutische Malen oder das Trance-Malen geben, je nachdem, ob man sie als positiven Stimmungsimpuls nutzen möchte (Malen nach Musik) oder den Pinsel oder die Malkreide rhythmisch zur Musik, z. B. tanzend, bewegen will (Malen zur Musik). Musik und Malen ermöglicht somit Entspannung, Anregung oder sogar Befreiung. Bei Schmerzen kann diese Art des Malens z. B. die Aufmerksamkeit ablenken und die Schmerzen entweder lindern, zeitweilig vergessen machen oder Sie nachhaltig entspannen. Zudem kann diese Technik auch dazu beitragen, sich selbst einmal „von einer ganz ungewohnten Seite" kennenzulernen.

Malen nach Abspielen der Musik

Suchen Sie sich ein Musikstück aus, das Ihnen gut gefällt und das Ihrer Stimmung voll entspricht; das kann ihre derzeitige Stimmung vertiefen. Es ist fast als tröstlich zu erleben, wie sie sozusagen von der Musik verstanden werden. Eine andere Möglichkeit besteht darin, Musik auszuwählen, die eine unangenehme Stimmung verändern könnte.

Vorgehen: Wählen Sie ca. fünf Minuten aus einem Musikstück aus (man kann das Abspielen bei längeren Stücken vorzeitig ausblenden bzw. bei kürzeren noch einmal wiederholen); in der Musiktherapie wird Instrumentalmusik empfohlen, da gesungene Texte durch die Art des Singens und den Inhalt ablenken könnten. Musikempfehlungen bzw. eine Auflistung möglicher Titel finden Sie im Kapitel 12.4.

Stellen Sie sich Farben bereit, mit denen Sie gerne malen möchten (flüssige oder Stifte) und legen Sie sich ein Malpapier zurecht, damit Sie nach dem Hören der Musik sofort mit dem Malen beginnen können. Starten Sie das Abspielen der Musik und setzen Sie sich entspannt hin (evtl. mit geschlossenen Augen) und hören zu. Am Ende der Musik vergewissern Sie sich noch einmal der durch die Musik vermittelten Stimmung und beginnen mit dem Malen. Ihr Bild könnte ausschließlich Farben und Formen wiedergeben (ungegenständlich gemalt sein, vgl. Abb. 20 und 21) oder Sie gestalten eine gegenständliche Szene, zu der Sie durch die Musik angeregt wurden.

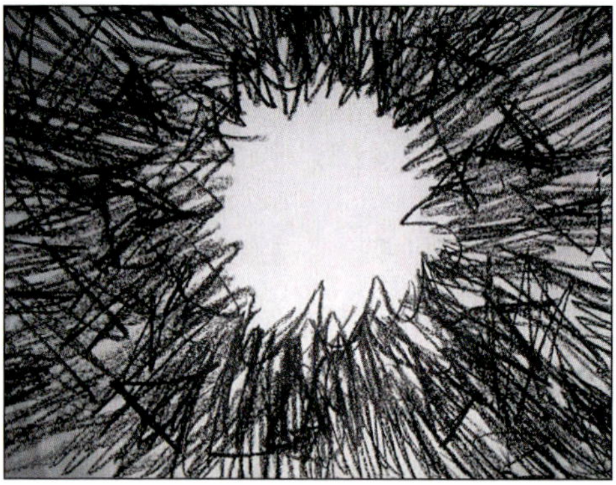

Abbildung 20: Beispiel 1 für „Malen nach Musik“: Igor Strawinsky, Der Feuervogel, „Höllentanz des Kaschtschei“

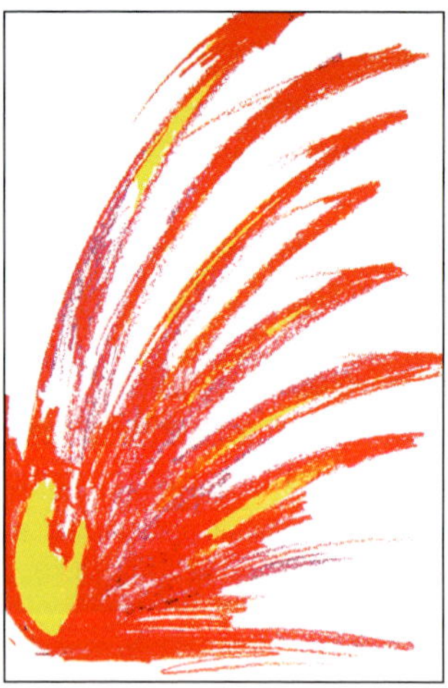

Abbildung 21: Beispiel 2 für „Malen nach Musik“: Igor Strawinsky, Der Feuervogel, „Höllentanz des Kaschtschei“

Wenn Sie mögen, hören Sie sich nach dem Malen Ihre Musik noch einmal an und betrachten Sie dazu Ihr Werk eingehend. Je häufiger Sie diese Übung vornehmen, desto „sichtbarer“ werden Gefühlszustände und Gefühlswahrnehmungen, welche die jeweilige Musik initiierte.

Malen zur Musik

Vielleicht besitzen Sie Musik, deren Rhythmus Ihnen gut gefällt oder – bei Programm-Musik – deren Thema Ihnen spannend erscheint (vgl. Abb. 22 und 23). (Dazu kann man auch erst einmal seine CD-Sammlung prüfend anhören und einige geeignete CDs aussuchen; Anregungen siehe Kapitel 12.4. Man kann auch die Datenbank eines Streaming-Dienstes durchsuchen, z. B. Spotify o. a., oder YouTube nutzen.). Legen Sie sich Malmaterial (Stifte oder/und Wasserfarben sowie ein großes Malblatt in DIN A2-Format – kann z. B. auch Packpapier sein) zurecht. Beginnen Sie zunächst parallel zur Musik zu malen. Wenn Ihr Papier Ihrer Meinung nach genügend gefüllt, aber noch nicht „zugemalt“ ist, nehmen Sie weitere Farben hinzu und malen Ihr Bild fertig.

Wenn Sie häufiger mit Musik gemalt haben, wird sich eine Gestaltungssicherheit entwickeln, die Ihnen in den Ergebnissen zunehmend Freude machen wird. Auch lassen sich zu ein und derselben Musik unterschiedliche Gestaltungen vornehmen, die man dann z. B. als eine Art Bildergalerie aneinanderreihen kann (manchmal ist es auch spannend zu sehen, wie unterschiedlich zu verschiedenen Zeiten die eigenen Gestaltungen zur gleichen Musik ausfallen: man lernt sich so besser kennen).

Gelungene Bilder oder auch Ausschnitte daraus könnten später Ihr Zimmer zieren: Ein Passepartout und ein hübscher Rahmen vermögen das eigene Werk aufzuwerten oder auch wechselnde „Ausstellungen“ können in den eigenen vier Wänden vorgenommen werden.

Weitere Möglichkeiten der Gestaltung von Kunstwerken mit Musik (siehe auch Hinweise unter Kapitel 11.5) könnten sein:

- Malen einer Partitur;
- Improvisieren mit Klangkörpern/Musikinstrumenten zu Bildern;

- Finden von Musikbeispielen mit unterschiedlicher Stimmungsaussagen zu einem Kunstwerk;
- Bilder tanzen und malen.

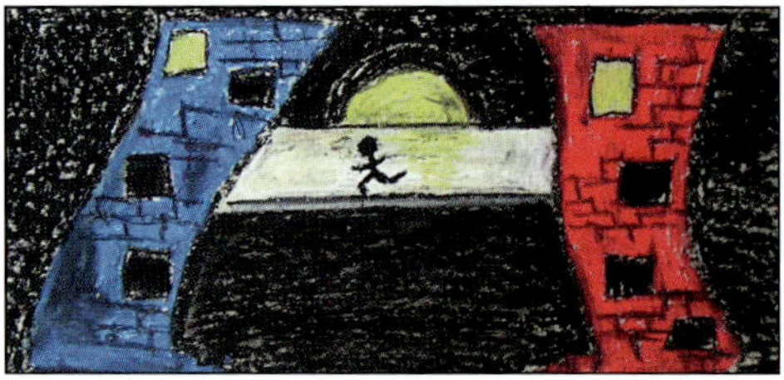

Abbildung 22: Beispiel 1 für „Malen zur Musik": Modest Mussorgsky, Bilder einer Ausstellung, „Die Hütte der Baba Yaga"

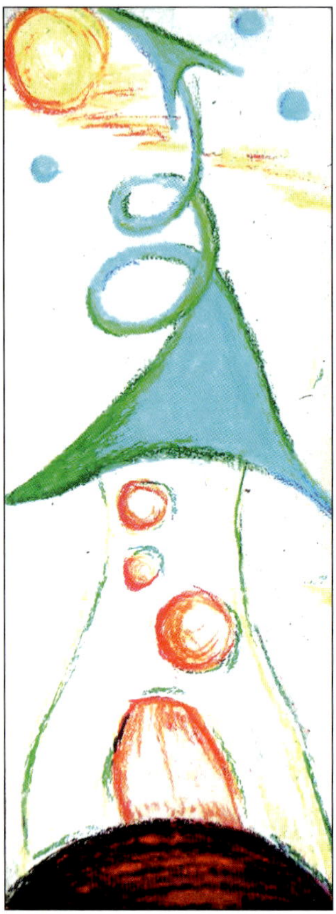

Abbildung 23: Beispiel 2 für „Malen zur Musik": Modest Mussorgsky, Bilder einer Ausstellung, „Die Hütte der Baba Yaga"

3.11 Der Körper redet in Bildern

Wir leben mit unserem Körper, der sich mit Schmerzen oder Missempfindungen „zu Wort" melden kann, von dem wir aber im Allgemeinen gewöhnt sind und erwarten, dass er klaglos funktioniert. Es kann aber sein, dass Organe allzu lange überfordert werden. Erst wenn eine Krankheit sich einstellt, merkt man das. In den Organen gibt es ein „Wissen", dass sich vielleicht im Unbewussten, aber nicht im Bewusstsein abbildet. Zu diesem Wissen wollen wir in der folgenden Übung eine nonverbale Kommunikation herstellen.

Konzentrieren Sie sich auf ein Körperteil, einen Fuß, ein Bein, vielleicht aber auch ein inneres Organ, wie das Herz oder die Niere. Nehmen Sie einen Stift in die Hand und geben Sie dem Organ Gelegenheit, Ihre Hand zu führen. Sicher wird man bevorzugt solche Organe auswählen, die sich als problematisch erwiesen haben. Nachdem nun einige Linien auf dem Blatt erscheinen, betrachten Sie das Ergebnis und überlegen Sie, was es bedeuten kann: Wird ein Wunsch sichtbar, den dieses Organ an die Gesamtheit von Körper und Geist richtet?

Zu solch körperbezogenem Malen kann auch die Darstellung von vergangenem und gegenwärtigem Schmerz gehören. Der Schmerz wird so nach außen verlegt, irgendwie auch so fixiert, dass er malerisch verändert werden kann. Wenn der Schmerz z. B. zuerst nur als ein Bildelement gezeichnet wird, das dann im weiteren Malvorgang in einen Kontext eingeordnet wird – vielleicht eine positive Wendung erfährt –, kann dies einen mildernden Effekt ausüben. Wir wissen von der berühmten Malerin Frida Kahlo, dass sie ihre Schmerzen, die sich durch Verletzungen bei einem Autounfall ergeben haben, in ihren Bildern bearbeitet hat. In einem Interview sagte Frida Kahlo:

> „Meine Malerei übermittelt Nachrichten vom Schmerz. Sie ist nicht revolutionär. Warum sollte ich mir einbilden, dass sie kämpferisch sei. Das kann ich nicht. Die Malerei hat mein Leben erfüllt. Ich verlor drei Söhne und viele andere Dinge, die mein schreckliches Leben sonst ausgefüllt hätten. All dies ersetzte mir die Malerei." (Schneider, 2007)

Natürlich, dies sei angemerkt, Schmerz hat fast immer eine körperliche Ursache, die behandelt werden soll. Eine allein kunsttherapeutische Unterdrückung von Schmerz kann nicht das Ziel dieser Aufgabe sein.

3.12 Arbeit mit Collagen

Die Collage (frz. coller: kleben) ist in diesem Kontext besonders geeignet, weil sie nur geringe malerische Fähigkeiten erfordert. Auch der im Malen Ungeübte kann ein gegenständliches Bild erstellen.

Suchen Sie sich in der medialen Bilderwelt Vorlagen, schneiden Sie diese aus und kleben sie auf. Vielleicht können Sie das Gleiche – fast noch unkomplizierter – mit Bildern aus dem Internet versuchen: Man sucht über Bilderdienste, z. B. bei Google-Bilder, die passenden Bilder und stellt sie zu einer Collage zusammen (wenn man allerdings elektronisch Einzelmotive ausschneiden möchte, braucht man Grundkenntnisse in einem Bildverarbeitungsprogramm, z. B. im Programm „Photoshop").

Im Folgenden wird vorgeschlagen, eine „Collage der eigenen Stärken" zu gestalten. Das kann in Momenten der Niedergeschlagenheit der Stimmungsverbesserung dienen. Einmal erstellt, kann man immer wieder darauf schauen, um sich eben der eigenen Stärken zu vergewissern.

Collage der eigenen Stärken

Das Projekt „Collage der eigenen Stärken" kann aber auch noch einem weiteren Zweck dienen. Der Autor bemerkte in seinen Therapien, dass die Herausarbeitung der eigenen Stärken den Blick eben auf diese persönlichen Ressourcen fokussiert. Ist man sich einmal der eigenen Stärken bewusst geworden, setzt man sie bewusster im alltäglichen Leben ein. Ein Klient des Autors erinnerte sich noch nach Jahren daran, dass er seine in der Therapie gemeinsam herausgearbeitete Stärke, mit anderen, fremden Menschen schnell einen freundlichen Kontakt herzustellen, in seinem Leben häufiger ganz gezielt einsetzen konnte.

Wie gehen Sie vor? Zunächst schreiben Sie auf einem Zettel alle eigenen Stärken auf, die Ihnen einfallen. Dazu kann man an Situationen denken, in denen eine Aufgabe gut gelungen ist, auf die man später stolz war, oder auch in denen man von anderen gelobt wurde. Das muss sich nicht nur auf Leistungen beziehen, wichtige Stärken sind auch eine gute Gesundheit, ein schönes Äußeres oder soziale Einbettungen, wie ein großer Freundes- und Bekanntenkreis.

In einem zweiten Schritt gehen Sie in Gedanken alle Verwandten und nahen Freunde und Lebenspartner durch und überlegen, was diese antworten würden, wenn man Sie nach Ihren Stärken fragen würde. Gute Freunde und Menschen, von denen Sie wissen, dass sie Ihnen wohl gesonnen sind, können Sie auch einfach einmal nach den Stärken fragen: Sie erklären Ihre Aufgabe und fragen, was der jeweilige Partner für eine Stärke von Ihnen hält (Sie werden sicher überrascht sein!).

Das sind manchmal ganz andere Eigenschaften, als man sie auf einem Schulzeugnis finden würde. In Bekanntschaften z. B. zählen „gute Stimmung", „Begeisterungsfähigkeit", „Treue" und „Verlässlichkeit", Eigenschaften, auf die man bei seiner eigenen Suche vielleicht gar nicht so leicht gekommen wäre. Vielleicht ist es gut, sich für diese Aufgabe einige Tage Zeit zu lassen. Erst einige Zeit nachdem man dem Gedächtnis die Suchaufgabe gestellt hat, kommen langsam die Einfälle. Manchmal werden Sie auch angeregt durch unbewusste Suchprozesse in der Nacht, z. B. durch einen Traum. Dann erst suchen Sie für die Eigenschaften passende Bilder. Es lohnt sich beim Durchsuchen von Zeitschriften, einfach auch einmal die Suchfrage vom Bild ausgehen zu lassen: „Führt dieses Bild in irgendeiner Weise zu einer eigenen Stärke?" So kommen dann noch mehr eigene Stärken in den Blick.

Beispiel:

Monika hat wirklich viele Talente, ist aber vom Leben stiefmütterlich behandelt worden. Eine Sportkarriere wurde durch eine Verletzung verhindert. Die Eltern hielten Briefe zurück, sodass eine wichtige Freundschaft abgebrochen wurde. Beruflich ging sie Kompromisse ein. Eigentlich wäre sie gerne Polizistin geworden, wählte dann aber schließlich eine Ausbildung zur Krankenschwester. Sie ist heute leicht ausnutzbar und kann bei Forderungen kaum „Nein" sagen. So kommt es, dass sie schon gar nicht mehr gerne mit anderen Menschen zusammen ist, bzw. eine Atemnot sie dann an dem Kontakt hindert.

Sie bekam in der Therapie die Aufgabe gestellt, eine „Collage der eigenen Stärken" zu gestalten, nicht zuletzt deshalb, weil sie Freude am Mal- und Kunsthobby hatte. Sie gestaltete zunächst die Collage mit einem zentralen Selbstportrait aus. Es fielen ihr einige Stärken ein: Sie hatte sich im Leben viele Kompetenzen erworben. So konnte sie z. B. gut mit dem Computer umgehen, war handwerklich sehr geschickt, konnte sich in ein Team einordnen, war fähig, mit ihrem Geld umgehen zu können und war bereit, anderen Menschen in vielen Aufgaben zu helfen, was sie auch gerne tat. Sie schrieb auf, sie könne gut die Ruhe bewahren. Ob das genau stimmte, konnte der Therapeut nicht beurteilen, aber weil es nun einmal benannt war, wurde die Fähigkeit „die Ruhe zu bewahren" in die Ausgestaltung der Collage eingearbeitet (vgl. Abb. 24). Im Gesamtzusammenhang der Therapie war diese Gestaltungsaufgabe ein wichtiges Mittel, um das Selbstwertgefühl von Monika zu verbessern.

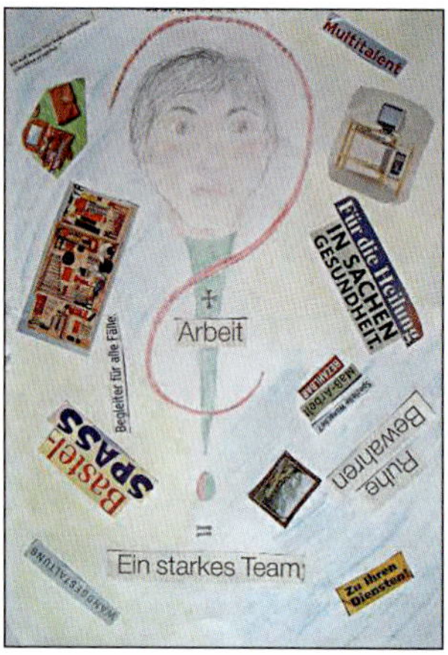

Abbildung 24: Collage der eigenen Stärken

Da ein Bild aus nur aufgeklebten Ausschnitten meist nicht so schön aussieht, wird eine künstlerische Bearbeitung empfohlen: Beispielsweise wäre es möglich, die Collage künstlerisch vorzubereiten. Die Stärken könnten z. B. an den Astenden eines Baumes angebracht sein. Den Baum malen Sie mit groben Pinselstrichen in Ihren Farben auf ein großes Blatt Papier und lassen Sie im Geäst dann in runden Umrissen Leerräume stehen (wie für Früchte), in die dann die Ausschnitte eingeklebt werden. Mit der Baumfarbe können die Bilder dann fließend mit dem Baum verbunden werden. Schließlich gibt man dem Baum eine Hintergrundfarbe. Sie können wie bei einem abstrakten Bild zunächst die passenden Farbflächen gestalten, in welche die Bilder der Stärken dann hinein geklebt werden.

Überlegen Sie im Anschluss, wie Sie Ihre Stärken noch besser nutzen könnten und in welchen Situationen Ihre Stärken Ihnen helfen könnten. Denken Sie manchmal im Alltag in einer passenden Situation daran, nun diese bestimmte Stärke auch einzubringen.

3.13 „Ja“ sagen, „nein“ sagen können – „Ja“ sagen, „nein“ sagen

Beides muss man im Leben können: „Ja“ und „Nein“ sagen. Viele Menschen wissen von sich, dass Sie nicht „Nein“ sagen können: Das kann im Leben sehr unangenehme Konsequenzen haben, denn oft findet man sich dann bei Aktivitäten wieder, die man gar nicht wollte; schließlich kann das sogar in eine Depression münden. Von schüchternen Menschen weiß man, dass sie häufig nicht „Nein“ sagen können. Sehr schüchterne Mädchen lassen sich mitunter auf sexuelle Aktivitäten ein, die sie gar nicht wollen, weil sie nicht „Nein“ sagen können. Ein depressives junges Mädchen brachte es in einer Therapie des Autors nicht fertig, „Nein“ zu sagen, als sie aufgefordert wurde, den Lichtschalter zu bedienen, obwohl sie gerade dies üben sollte.

Nicht „Ja“ sagen zu können fällt weniger auf; es resultiert in Lebensläufen, die langweilig und ohne Abenteuer verlaufen. Man muss sich auf das Neue, auf das Unerwartete einlassen können und Bedenken auch einmal hintanstellen können. Letztlich ist das nicht „Ja“-Sagen-Können auch eine Vorstufe der Depression.

Welche Freude geht davon aus, sich zu einer abenteuerlichen Reise entschieden zu haben, sich auch einmal auf eine Einladung zu einer ganz ungewohnten Aktivität einzulassen.

Beispiel:

Christa lädt eine Nachbarin zu einem Essen in ein besonders gutes Michelin-Restaurant ein. Die Nachbarin ist zögerlich: „Mehr als essen, kann man dort auch nicht“, denkt sie. Im Nachhinein ist sie hellauf über die kulinarischen Kunstwerke begeistert, die es dort zu kosten gab.

Vielleicht suchen Sie für Ihr Leben eine der Möglichkeiten aus. Was müssen Sie eher lernen: „Ja"-Sagen oder „Nein"-Sagen? Rufen Sie sich Situationen ins Gedächtnis, in denen Sie „Ja" bzw. „Nein" sagen sollen hätten. Und dann gestalten Sie das Wort „Ja" und „Nein", vielleicht mit einem Hintergrund, der die erinnerten Situationen darstellt, vielleicht mit der Energie, die dazugehört, entschieden „Ja" oder „Nein" zu sagen. Achten Sie in der folgenden Woche darauf, ob Sie immer, wenn Sie es sollten, „Ja" oder „Nein" sagen konnten. Vielleicht legen Sie eine selbstgestaltete, münzengroße und etwas festere „Ja"- und „Nein"-Karte in die Hosentasche, die Sie dort manchmal fühlen können und die Sie an diese Aufgabe erinnert.

4 Kreativ sein

Kunst bzw. Malerei bringt man automatisch in einen Zusammenhang mit Kreativität. Und tatsächlich wird beim Malen ja auch etwas erschaffen, z. B. ein Bild, das es vorher nicht gab. Wie ein Schöpfergott bringt der Maler etwas zur Existenz. Allerdings muss es nicht in dem Sinne „neu" sein, also eine Erfindung; es kann so ähnlich wie viele Vorbilder sein, z. B. eine Landschaft oder ein abstraktes Bild. Kreativ ist aber etwas, was neu und nützlich ist. Es kann für die ganze Gesellschaft neu und nützlich sein oder auch nur für das eigene Leben (individuell kreativ, Alltagskreativität betreffend).

Der (bewunderte) Künstler soll also ein innovatives Produkt herstellen, das im Vergleich zur bestehenden Malerei neu ist. So entwickelte beispielsweise Pablo Picasso mit George Braque den Kubismus. Die Gruppe um André Breton, Salvador Dali und Max Ernst erschuf einen Fantastischen Realismus, die surrealistische Malerei. Wenn man heute in der Art dieser Malstile arbeiten würde, könnte man also nicht mehr in die Ruhmeshallen der Genies der Malerei aufsteigen. Zum Ruhm des Künstlers war und ist es zudem nötig, die geschaffene Innovation bekannt zu machen und am Markt durchzusetzen.

4.1 Sich eine neue Aufgabe stellen

In Bezug auf das Kunsthobby kann ein kreatives Werk also nicht genau das sein, was Sie schon oft gemalt haben: Stellen Sie sich eine ganz neue Aufgabe.

Zum Beispiel könnten Sie einen Malstil, ein Material, eine Thematik angehen, die Sie bisher nie bearbeitet haben. Viele der Übungen dieses Buches geben dazu Anregungen. Allein die Orientierung, mit therapeutischer Absicht zu malen, ist ja schon eine Entscheidung zu einer persönlichen Innovation. Wenn man immer sehr akkurat arbeitet, wäre es eine persönliche Innovation, einfach einmal Farbe ineinander fließen zu lassen, also die Kontrolle über das Geschehen auf dem Blatt ein wenig aufzugeben (vgl. Übungen im Kapitel 5.1).

Wir wollen hier zwei Beispiele nennen: Angenommen, Sie wollten den Malgrund variieren – da hat es schon so vieles gegeben, wie Metall, Eier, Haut, Porzellan. Kann es da noch eine Innovation geben? Sicher! Wie wäre es mit Beipackzetteln, mit Medikamentenverpackungen, ein wirklich emotionaler Gegenstand. Man könnte mit Produktverpackungen arbeiten (Reste der Originaloberfläche sollten sichtbar bleiben) oder mit papierenen Einkaufstüten oder mit alten Fernsehschirmen. Oder wir suchen nach einem ganz neuen Thema für die Malerei. Kann es das geben, nachdem nun alles und jedes schon abgebildet ist? Auch da liegen Innovationen bereit: Man könnte Szenen aus Spielfilmen malen, man könnte Comic-Figuren malen, man könnte etwa wie Roy Lichtenstein malen, man könnte Motive wählen, wie z. B. die Peanuts als großes Ölbild (das wäre ja auch schon eine Innovation), man könnte Literaturstellen malen (s. o.) etc.

Machen Sie es vielleicht wie die Künstler der jüngsten Jahrzehnte. Die haben sich auf der Suche nach Neuland bestehenden Bildwelten zugewandt, die sie in ihre Kunst übernahmen.

Einige Beispiele:

- Vincent van Gogh: Japanische Farbholzschnitte
- Serge Poliakoff: Metallkristalle
- Jean Dubuffet: Art Brut, Kinderzeichnungen
- Pablo Picasso: Kunst der Primitiven
- Andy Warhol: Werbegrafik, Fotos von bedeutenden Menschen, Pressefotos
- Joseph Beuys: Schamanistische Rituale
- Gerhard Richter: Fotos aus Familienalben

Der Freizeitkünstler kann natürlich auch solche Anregungen nutzen. Diese kann er im Museum oder in Kunstgalerien finden, in Kunstzeitschriften, aber auch in der Werbung. Die Anregung kann allein vom Bild ausgehen oder vielleicht auch von der Intention des Künstlers. Wenn beispielsweise Daniel Spoerri Spuren seines Alltags „einfriert“, indem er eine Tischeindeckung mit allen Speiseresten und allem Zubehör in einem Plexiglas-Kasten konserviert, könnte der Alltagskünstler die Intention, das Konzept abschauen, aber andere Spuren des Alltags konservieren, etwa Fußspuren im Sand (die könnte man auch gut fotografieren, das läge ja auch immer noch im Sinne des künstlerischen Konzeptes).

Dabei stellt man sich die Frage, wozu das Bild nützlich sein soll: Soll es schön sein? Dazu könnte man in der Werbung Anregungen finden. Soll es Gefühle wachrufen? Dann geht es darum, autobiografische Erinnerungsstücke zu suchen (vielleicht finden Sie in Ihren Fotoalben eine Anregung dazu). Geht es um spirituelles Erleben und Bewusstseinserweiterung? Hier bietet vielleicht die psychedelische Kunst aber auch die Kirchenkunst Vorbilder. Vielleicht finden Sie auch eine eigene neue Bildwelt: „Copy-Art“ oder „Kunst aus Röntgenbildern“? Gibt es möglicherweise eine Kunst aus Behördenstempeln? Das Beispiel wird hier aufgeführt, um zu zeigen, welche „abwegigen“ Gedanken zugelassen werden dürfen. Gibt es Kunst aus berührenden Fernsehbildern? Sicher wäre das auch etwas Neues.

Für den Amateur, den Freizeitmaler ist es allerdings schwer, eine Welt-Innovation zu finden, weil er ja dazu eine umfassende Kenntnis des Kunstgeschehens haben müsste. Er kann nur im Rahmen einer Alltagskreativität Innovation erreichen. Es sei aber erwähnt, dass in der Geschichte der Kunst auch viele Dilettanten, also Maler ohne Kunststudium, höchsten Ruhm erreichen konnten.

Gut soweit: Nehmen wir an, Sie haben etwas (individuell) Kreatives gemacht. Bis die Idee gut umgesetzt ist, sind vielleicht mehrere kleine Werke zusammengekommen. Sicher haben Sie diese auch schon Freunden und Bekannten gezeigt. Falls man Ihre kreativen Versuche „doof“ und abwegig findet, wäre das eigentlich schon ein gutes Zeichen. In diesem Fall erleben Sie etwas, was viele kreative Menschen erleben mussten: Die Ablehnung der neuen Idee, die sich manchmal, wie z. B. bei Vincent van Gogh, über die ganze eigene Lebenszeit erstreckt. Vielleicht können Bekannte und Freunde Ihre Idee aber auch würdigen. Dies würde ein gutes Licht auf die geistige „Offenheit“ dieser Menschen werfen.

Ein wenig gehört zur „Kreativität“ auch, dass man die neue Idee durchsetzt, dass man für sie kämpft. Also lassen Sie sich nicht entmutigen, das haben die vielen kreativen Genies auch nicht getan. Organisieren Sie z. B. eine kleine Ausstellung Ihrer Werke (z. B. in Ihrer Wohnung zum Geburtstag, noch besser wären Räume einer Arztpraxis oder einer Bankfiliale).

4.2 Was ist der therapeutische Nutzen von Kreativität im Malhobby?

Es stärkt das Selbstwertgefühl, wenn man etwas Besonderes leistet. Hauptsächlich deshalb streben Menschen nach Ruhm und Anerkennung. Etwas Originelles zu gestalten, etwas, was kein anderer so kann, stärkt ebenfalls die empfundene Einzigartigkeit. Allein das ist gesund. Als „Mensch-in-der-Masse“ fühlt man sich eben nicht gut.

Man lernt dabei ganz generell, etwas anderes zu machen als bisher. Das könnte der Maler in sein Leben übertragen und gerade in Bereichen, mit denen er nicht völlig zufrieden ist damit experimentieren, sich anders zu verhalten als bisher (z. B. beim Kennenlernen von Lebenspartnern einmal bewusst nicht auf den starken Muskelmann zugehen, sondern einem musischen Typen eine Chance geben).

4.3 Ansporn-Fragen für Kreativität

Allein die Frage „Kann ich es auf eine neue originelle Art anders machen als bisher?“ führt möglicherweise zu einem Fächer von Problemlösungen, die nun neue Handlungsoptionen öffnen (vgl. Schuster, 2016).

Was haben Sie an einem Tag/in einer Woche zum ersten Mal in Ihrem Leben gemacht? Wenn man darauf achtet, gibt es selbst im hohen Lebensalter viele derartige innovative Ereignisse.

Beispiele:

- Könnte man Routinen ändern, z. B. einen anderen Weg gehen, ein Rezept anders zubereiten, eine neue Redeweise verwenden, usw.?
- Welche Information war ganz neu und unerwartet?
- Gibt es originelles Verhalten bei Ihren Freunden und Bekannten? Häufig wertet man solche Auffälligkeiten im ersten Moment gern etwas ab. Versuchen Sie solche Originalität zu entdecken, zu schätzen und vielleicht sogar zu loben.

Wenn man sich angewöhnt, in vielen Lagen des Lebens nach neuen und nützlichen Lösungen zu suchen, findet man sie. Schreiben Sie (nun nach Ihren ersten Erfahrungen auf der Suche nach dem neuen und nützlichen Einfall) einfach einmal auf, welche Probleme Sie – vielleicht nun auf eine neue Weise – lösen wollen. Und ab diesem Zeitpunkt suchen Sie nach einer neuen Idee für die Behandlung dieser Probleme. Die Idee muss ja gar nicht in Ihrem Kopf entstanden sein: Wenn sie neu und nützlich ist, reicht es aus. Viele gefeierte Erfinder haben die Idee auch aus ihrem Umfeld gesogen, z. B. malte Picasso die revolutionären „Les Demoiselles d'Avignon" nach Anregungen aus Diskussionskreisen, denen er angehörte. Holen Sie sich auch Anregungen bei anderen (wie die „kreativen" Künstler, die oben erwähnt sind).

Wenn man an ein Problem häufiger denkt, arbeitet das Unbewusste weiter daran: Sie werden bemerken, dass Sie dadurch im Laufe der Zeit plötzlich anscheinend zufällige Beobachtungen machen, die Sie auf eine neue Umgangsweise mit Ihrem Problem verweisen. Erst wenn Sie wirklich eine gute neue Idee haben, versuchen Sie diese umzusetzen. Die Erweiterung der Handlungsspielräume durch die Möglichkeit der Frage an die eigene Erfindungskraft wird Ihnen gefallen und Sie stärken.

Kreativität kann sich auch in ganz verschiedenen künstlerischen Aufgaben verwirklichen.

Beispiel: Originelle Geschenkverpackungen anfertigen (vgl. Abb. 25)

Gerade Geldgeschenke sind oft ein wenig öde und peinlich. Da kann eine schöne Gestaltung, eine kleine Skulptur etwas von der liebevollen Bemühung ersetzen, die bei der Auswahl eines Geschenks nicht eingesetzt wurde (nicht eingesetzt werden konnte). Kinder wünschen sich z. B. Geld. Das Schenken selbst, die Überreichung eines Briefumschlages ist dann häufig unbefriedigend, die Freude am Geschenk kann sich nicht einstellen, weil die erstrebte Sache ja noch nicht vorhanden ist.

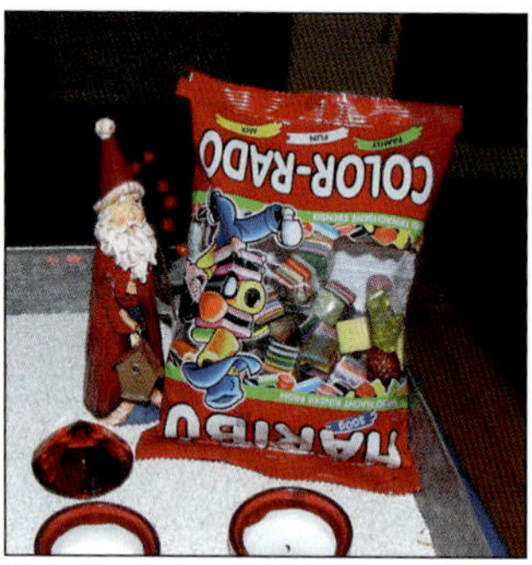

Abbildung 25: Die Kette aus Plastik in der Form von Haribos ist in der Haribotüte witzig verpackt.

Weitere Anregungen für kreative Aufgaben könnten sein:

- Urlaubspostkarten übermalen oder Applikationen aufbringen,
- Bekleidungsapplikationen gestalten,
- Fahrrad oder Alltagsgegenstände anmalen,
- eigene Tapete mit Stempeln gestalten,
- originelle Tischdekorationen entwerfen,
- Möbel anmalen,
- eigene Weihnachtskarten, Einladungskarten entwerfen,
- ein eigenes Weinetikett entwickeln,
- eine künstlerische Visitenkarte entwerfen und am Computer gestalten,
- einen Hintergrund für ein Liebesgedicht malen.

4.4 Den Zufall zur Kreativitätsförderung nutzen

In dieser Übung stellen Sie auf dem Zeichenblatt zuerst eine zufällige Anordnung von Linien und/oder Flächen her. Dann schauen Sie das Ergebnis an und fragen sich: „Was kann ich darin erkennen?" Die gesehenen Szenen oder Gegenstände heben Sie dann bitte mit einer anderen Farbe oder einer anderen Art von Stift hervor.

Was man in der Zufallszeichnung sieht, hat nicht nur allein etwas mit den vorgegebenen Linien und Flächen zu tun. Es hat auch etwas mit eigenen Bedürfnislagen und Sehnsüchten, vielleicht auch mit eigenen Befürchtungen zu tun. Wer lange gehungert hat, wird leichter Nahrungsmittel erkennen, wer unbefriedigte sexuelle Bedürfnisse hat, wird entsprechende Inhalte sehen (wahrscheinlich leben wir in unserer Kultur immer unter einer gewissen Einschränkung unserer sexuellen Bedürfnisse, so werden solche Inhalte nicht selten in den zufälligen Arrangements entdeckt). In Gruppen führt dies immer zu einer gewissen Hemmung. Man will sich keine Blöße durch die Erwähnung explizit sexuellen Materials geben. Allein kann man ganz offen zulassen, was als Bild aufkommt. Die Frage an die Deutung kann also sein: „Was sagt mir dieses Bild über meine Wünsche, Hoffnungen oder auch Befürchtungen, was sagt es mir über Themen, die mir wichtig sind?".

Die absichtslose Linienzeichnung

Man kann quasi-zufällige Liniengebilde erzeugen, indem man automatisch, ohne bewusste Kontrolle zeichnet. Das muss man allerdings ein wenig üben: Nehmen Sie also ein Blatt und einen Stift und zeichnen Sie nun ganz absichtslos Linien darauf, welche nicht schwingend regelmäßig sein sollen (vgl. Abb. 26), sondern ganz unregelmäßig. Das erreichen Sie durch mehrmaliges Absetzen der Linie und einen Wechsel von ruhigeren zu heftigeren Zeichenbewegungen. Bei jeder neuen Linie nehmen Sie natürlich auf die bestehenden Linien keine Rücksicht. Dann, wenn Sie das Gefühl haben, Ihr Werk ist fertig, betrachten

Sie das Liniengeflecht und versuchen Sie, eine Deutung zu finden (vgl. Abb. 27). Sie können die gedeutete Figur mit einer eigenen Farbe hervorheben und gegebenenfalls ein wenig vervollständigen.

Manche Autoren gehen sogar soweit, zu vermuten, dass das Unbewusste die Situation „nutzt“, um dem Bewusstsein Nachrichten zu geben; also lohnt auch die Frage: „Hat das Bild, das ich erkenne, eine Nachricht für mich?“

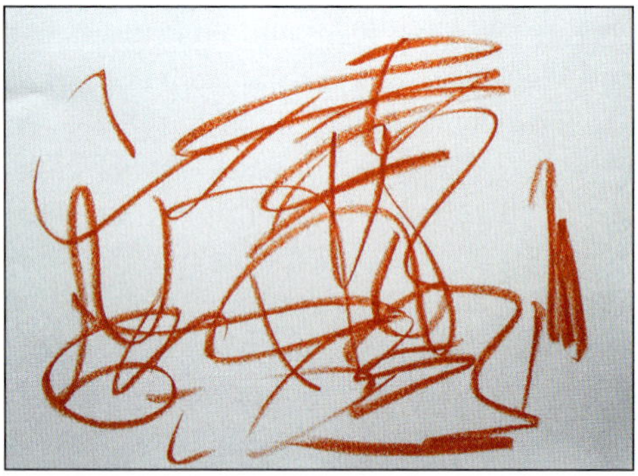

Abbildung 26: Spontane und ungesteuerte Linienzeichnung; die Linien sind im mehrfachen Absetzen ganz unregelmäßig geworden.

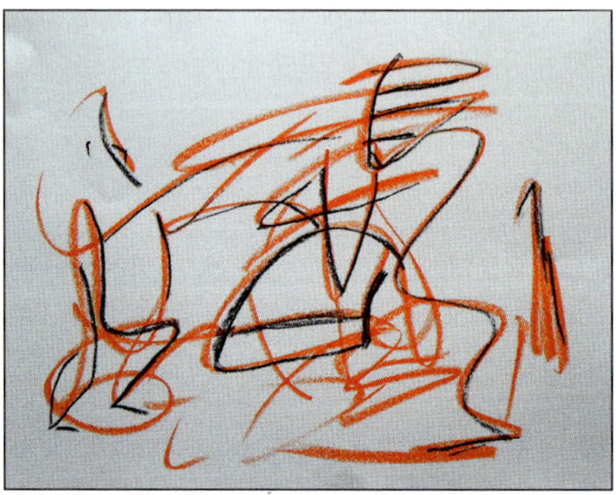

Abbildung 27: Der Zeichner erkennt in den Linien einen Stockkampf, den er vorher betrachtet und fotografiert hatte (Figur mit dunkler Farbe nachgezogen). Das Foto war dann auch in einer Ausstellung. Er selbst als Fotograf ist die kleine Figur rechts im Bild.

Wir können aber auch dem Vorbild der Künstler folgen, um auf verschiedenste Weise zu zufallsangeregten Bildern zu kommen. Max Ernst frottierte Holzstrukturen, Leonardo da Vinci empfahl, auf eine abbröckelnde Wand zu blicken und darin eine Landschaft zu sehen, Jackson

Pollock ließ Farbe aus einer Dose über die Leinwand tröpfeln. Besonders die Künstler des Dadaismus und Surrealismus wandten sich gegen traditionelle Gestaltungsregeln und erhoben die freie Assoziation und den Zufall zu ihren Gestaltungsprinzipien: Es ging um die Ausschaltung des steuernden Bewusstseins zugunsten der Kräfte des unbewussten Trieblebens. Max Ernst (1881–1976) wandte nicht selten gleichzeitig mehrere solcher Bildverfahren an, die hier etwas ausführlicher beschrieben sind.

Frottage

Verschiedene Materialien werden mit Stiften oder Kreiden abgerieben bzw. „durchgepaust“. Legen Sie das Zeichenblatt auf ein unbearbeitetes Holzbrett. Das Holz soll nicht ganz glatt geschliffen oder furniert sein, es soll die natürliche Maserung und eine natürlich Struktur haben. Hier eignet sich also z. B. ein Brett, wie es an Baustellen verwendet wird oder es eignen sich auch Bretter aus Holzpaletten. Man kann auch Bretter nebeneinander legen, dadurch wird aber eine bestimmte Grundstruktur des Blattes in länglichen Segmenten vorgegeben. Dann wird das Blatt mit einem Kohlestift oder einem quer gehaltenen Ölkreidestift gerieben (frottiert), sodass sich die erhabenen Holzstrukturen auf dem Blatt abbilden (so ähnlich hat es jeder schon einmal mit Münzen gemacht). Nun versucht man, etwas in dem durchgepausten Muster zu erkennen und zeichnet das, was man erkannt hat mit einer anderen Farbe oder mit verschiedenen anderen Farben auf das Papier.

Bei dieser Technik können Sie auch andere Materialien ausprobieren: Möglich sind z. B. Lorbeerblätter, Herbstblätter, unterschiedlich gestanzte Tortenspitzen (die dicken eignen sich am besten), feste Wellpappen, diverse Obst- und Gemüsenetze, auch geschnitzte Holzteller und Schmuckschatullen, plastischer flacher Weihnachtsschmuck, Fußbodennoppen, Fußmatten-Muster; Schuhsohlen, Putzmuster an den Wänden, Heizungsgitter, Strukturtapetenmuster etc. (vgl. Abb. 28 bis 30). Zusätzlich können Sie natürlich auch Gegenstände aus Tonpapier oder Pappe ausschneiden, mit Schnittmustern versehen oder Papiere kunstvoll knicken und dann unter das nicht zu dicke Papier legen, Ihrer Fantasie sind keine Grenzen gesetzt.

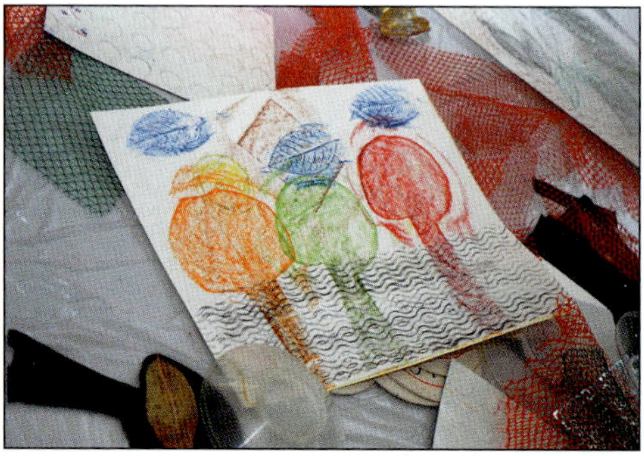

Abbildung 28: Die Frottage einer Landschaft wird noch mit unterschiedlichem Material erprobt.

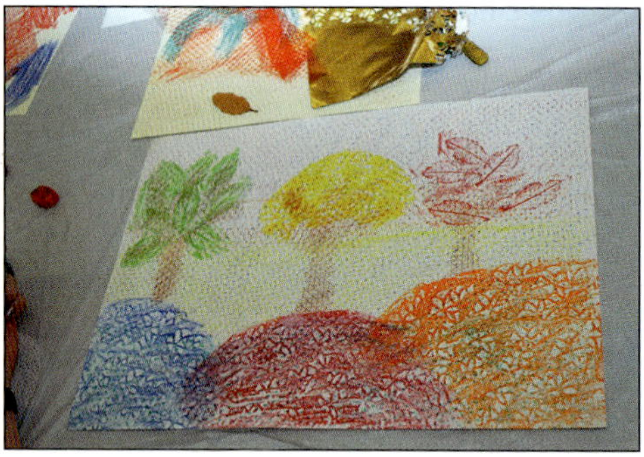

Abbildung 29: Hügellandschaft

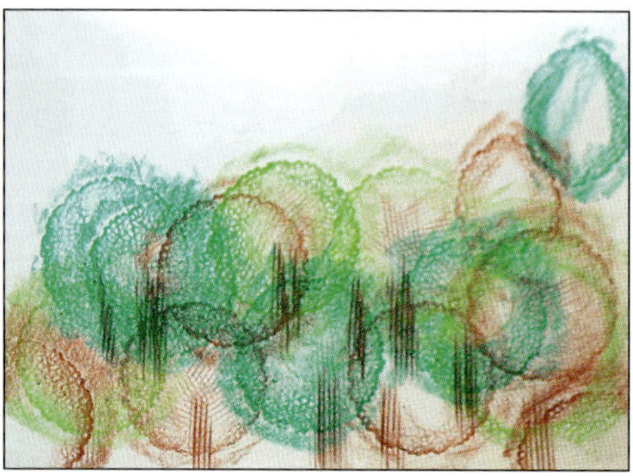

Abbildung 30: Waldlandschaft abstrakt

Haben Sie diese Technik bereits ein wenig geübt, könnten Sie dann daran gehen, vorgefundene Fotos oder Texte aus Zeitungen und Zeitschriften spielerisch direkt mit Frottage-Elementen (die Kreiden müssen bei glattem Illustriertenpapier fetthaltiger sein) zu versehen oder

Foto-Elemente auszuschneiden und diese dann mit zugefügten Frottage-Elementen in ihrer Bildaussage zu verändern (dann hätten Sie sich der Technik von Max Ernst noch weiter angenähert).

Décalcomanie/Abklatsch-Technik

Für dieses Farb-Abzugverfahren wird Farbe mit Pinsel oder Spachtel auf einen glatten Untergrund (Glas- oder Acrylglasplatte, glatter Karton oder Papier) beliebig dick aufgetragen (gemalt, getropft, gesprüht, mit mehr oder weniger Wasser – oder bei Ölfarben mit Lösungsmitteln vermischt – unter Freilassung von Flächen; vgl. Abb. 31).

Auf diesen vorbereiteten Untergrund legt man einen weiteren Bogen Papier, streicht und bearbeitet ihn mit variierend starkem Druck und quetscht ihn mit dem Handrücken unter Aufheben, Versetzen und Neuauflegen. Dieser Vorgang kann wiederholt werden, bis die Farbe trocken ist und das Ergebnis gefällt (vgl. Abb. 32 und 33).

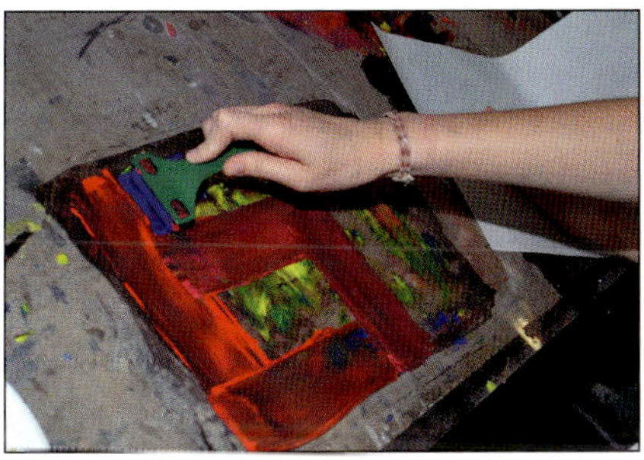

Abbildung 31: Auftrag der Farben mit einer kleinen Walze auf eine Acrylglasplatte zur Vorbereitung des Papierabzugs

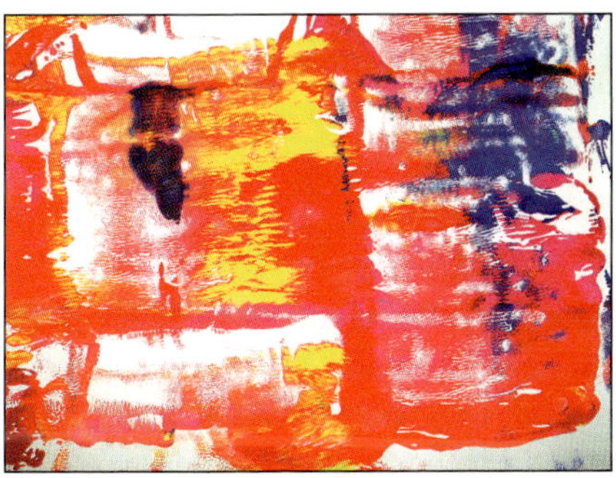

Abbildung 32: Farbabzug von der vorbereiteten Acrylglasplatte

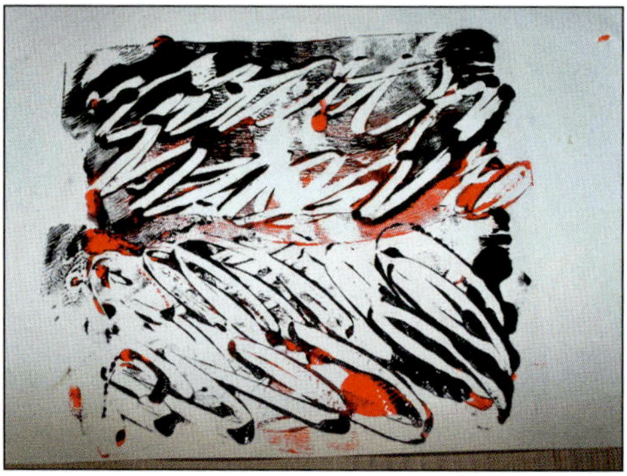

Abbildung 33: Décalcomanie mit interessantem Effekt

Unterschiedliche Ergebnisse zeigen sich z. B. durch verdünnten bzw. unverdünnten Farbauftrag (flächig-lasierende Strukturen bzw. flächig-reliefartige Strukturen), durch unterschiedliche Auswahl des Papiers, das auch gefaltet und geknüllt werden kann, durch den Druck und die Richtung, in der das oben liegende Papier abgezogen wird. Das Ergebnis lässt sich mäßig beeinflussen, niemals genau planen.

Die entstandenen bizarren Strukturen regen nun im nächsten Schritt die Deutungsfähigkeiten an, die dann mit zeichnerischen und/oder malerischen Mitteln umgesetzt werden können. Schwarze Stifte oder Tusche fördern kontrastreiche Bilder, zugefügte Farben eher weichere und dezent abgestufte Ergebnisse. Durch gezieltes Hinzufügen, Überzeichnen oder Übermalen lassen sich die Assoziationen verstärken oder durch Aus- und Weitermalen lässt sich die Bildwirkung verstärken. Reicht dies nicht aus, so lassen sich auch im Nachhinein noch mit Spachteln und Pinseln Zusätze anbringen oder mit Hilfe der Collage die Ergebnisse beeinflussen.

Klecksografie

Es gibt einen psychologischen Test, der Klecksfiguren zur Deutung anbietet: der sogenannte „Rorschach-Test“. Die einzelnen Bildtafeln des Tests zeigen mehrdeutige und anscheinend zufällige Klecksbilder. Ganz genauso kann man einen Farbklecks (aus Wasserfarben, hier eignen sich aber auch flüssige Acrylfarben oder auch Tinte) auf eine Papierhälfte auftragen und die Hälften dann so zusammenklappen, dass der Farbfleck zwischen den Hälften eingepresst wird. So ergeben sich zufällige, irgendwie aber immer symmetrische Farbfiguren, die – wegen der Symmetrie – leicht wie Lebewesen aussehen können (vgl. Abb. 34 bis 36).

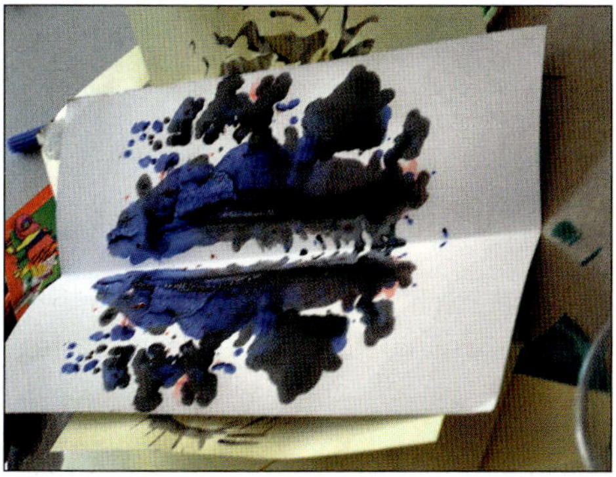

Abbildung 34: Zwei Farben vermischen sich zu einem interessanten Farbgebilde bei der Klecksografie.

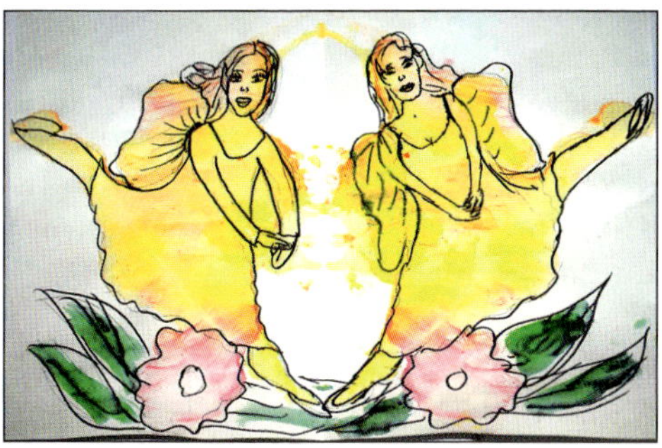

Abbildung 35: Eine Studentin sieht im Klecks anmutige Tänzerinnen.

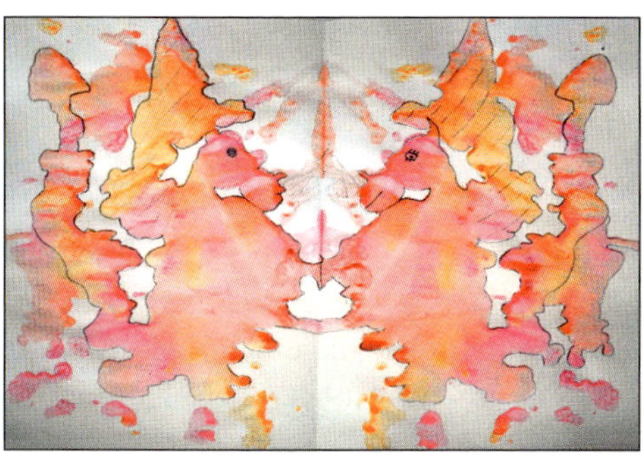

Abbildung 36: Ein Student deutet die Klecksfigur als Drachen.

Grattage

Die Grattage ist der Frottage verwandt: Der Unterschied zur Frottage besteht darin, dass die untergelegten Strukturen nicht hinzugefügt, sondern weggekratzt oder weggeschabt werden. Dies ist aber nicht bei Papier möglich, sondern nur bei mit Öl- oder Acrylfarbe bemalter, halbfeuchter oder fast abgetrockneter Leinwand. Bleche, Siebe, Maschendraht und andere harte Materialien mit unterschiedlichen Strukturen werden untergelegt und mit einem Spachtel schabend bearbeitet: Es entstehen Leerstellen mit den jeweiligen Mustern, die entweder die weiße Leinwand oder tiefer gelegte Farbschichten sichtbar werden lassen. Diese können z. B. dann auch andersfarbig nachgemalt werden.

Viele Leser werden sich an eine abgewandelte, einfachere Technik aus ihrem früheren Kunstunterricht erinnern, ohne das Unterlegen von Materialien: Ein Papier wird mit Wachs- oder Ölpastellkreiden so dicht bemalt, dass keine Weißstellen mehr zu sehen sind und die Oberfläche gegen das Licht glänzt. Dieses Blatt wird dann mit einer Schicht schwarzer Gouache- oder Acrylfarbe übermalt, in die man mit einem messerähnlichen Spachtel Bildmotive oder Muster hineinkratzt: Im Hintergrund treten nun leuchtend farbig die frei gelegten Wachs- bzw. Ölkreiden wieder auf.

Materialdruck als Positivverfahren und Décollage-Techniken als Negativverfahren

Farbe kann auf das Papier druckend oder malend aufgetragen werden, der Farbauftrag kann aber auch verhindert werden, indem zuvor aufgebrachte Klebematerialien nach dem Trocknen entfernt werden. Beide Verfahren haben ihren besonderen Reiz und spielen gleichermaßen mit dem Zufall.

Materialdruck. Beim Materialdruck (Hochdruck-Technik) werden unterschiedliche Materialien als Druckstöcke verwendet. Dies können unterschiedlich dicke Kordeln, zerknüllte Papiere, Küchengeräte, Papierausschnitte, zweckentfremdete Dinge des täglichen Gebrauchs (z. B. Kämme, Küchenreiben) etc., aber auch der gute alte Kartoffeldruck/ Gemüsedruck sein, alles Dinge, die zuvor mit Hilfe einer Linol-Druckwalze mit wasserlöslicher Druckfarbe versehen wurden.

Interessante Ergebnisse lassen sich z. B. auch mit Styrene-Zuschnitten (2 bis 5 mm dicke Schaumplatten aus der Altbausanierung) und Moosgummi-Stempeln erzielen. Entweder wird das zu bedruckende Papier aufgelegt (die eingefärbten Dinge liegen fest angeordnet auf einer harten Unterlage) oder die eingefärbten Materialien werden mit der Hand nacheinander druckend aufgebracht.

Décollage. Ein umgekehrter Weg wird bei der Décollage vorgenommen, weil hier entweder in Lagen verklebtes Krepp-Klebeband oder andere Materialien als „Platzhalter“ auf ein Papier aufgebracht oder aufgeklebt werden, dieses dann bemalt wird und anschließend die Klebeelemente entfernt werden, bzw. durch die Technik „Leerstellen“ bleiben (vgl. Abb. 37 bis 39). So gibt es spezifische Gummierungen für Aquarelltechniken, die man als Platzhalter mit dem Pinsel auftragen kann, es eignet sich auch der im Grafikbereich häufig genutzte Kleber „Fixogumm“ (beides wieder leicht durch Rubbeln entfernbar) oder das Bemalen des Untergrundes mit weißem Kerzenwachs bzw. einem weißen Wachsmalstift: Hier ist also das Abtragen oder das Aussparen von Farbe technikspezifisch.

Anstelle des Übermalens der Schablonen, der Klebestreifen oder der auszusparenden Weißflächen ist auch das Übersprühen mit Farbe möglich (mittels in Farbe getränkter Zahnbürsten, die z. B. an einem Teesieb gerieben werden, oder durch das Aufsprühen von Farbe mittels einer mit Farbe wieder befüllten ausrangierten Glas-Deo-Flasche). In jedem Fall sind die sich zeigenden Ergebnisse Ausgangspunkt für weitere zeichnerische oder malerische Nachbearbeitungen.

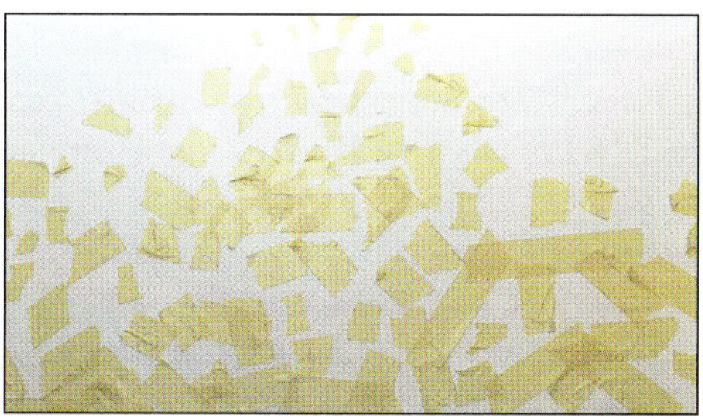

Abbildung 37: Der Klient will eine Meereswelle entstehen lassen.

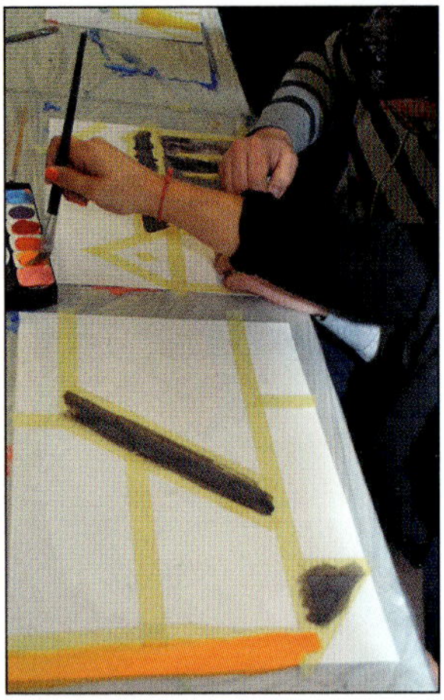

Abbildung 38: Die Studierenden haben unterschiedliche Muster mit Klebeband vorbereitet.

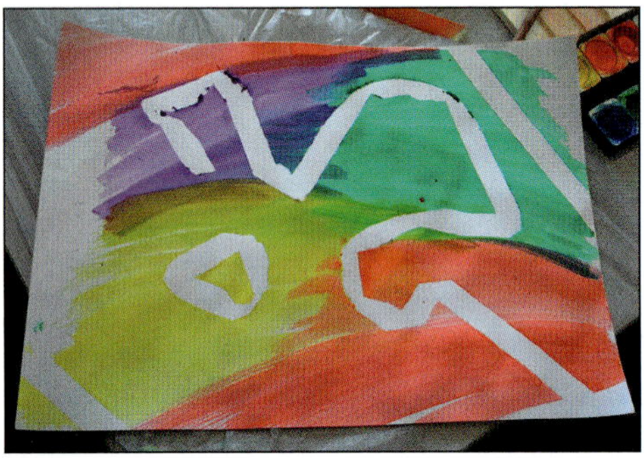

Abbildung 39: Eine interessante Gestaltung ist entstanden, die weiter bearbeitet werden könnte.

Verpusten von Farbspuren

Zum Verpusten von Farbtropfen oder Tuschetropfen auf einem Papier benötigt man einen Strohhalm, mit dem man dicht an der Farbe entlang, diese in unterschiedliche Richtungen verblasen kann. Hilfreich ist auch eine Pipette, die ein gleichmäßiges Auftropfen ermöglicht, es tut aber auch der Pinsel. Ziel ist es, eine interessante Gestaltung – auch vielfarbig – zu erzeugen, die nachher inhaltlich ausgedeutet werden und weitergezeichnet oder gemalt werden kann. Auch hier sind es Fantasiegebilde, Fantasiewesen oder -tiere, die entstehen können, Unterwasserlandschaften sowie Außerirdisches (vgl. Abb. 40 bis 43).

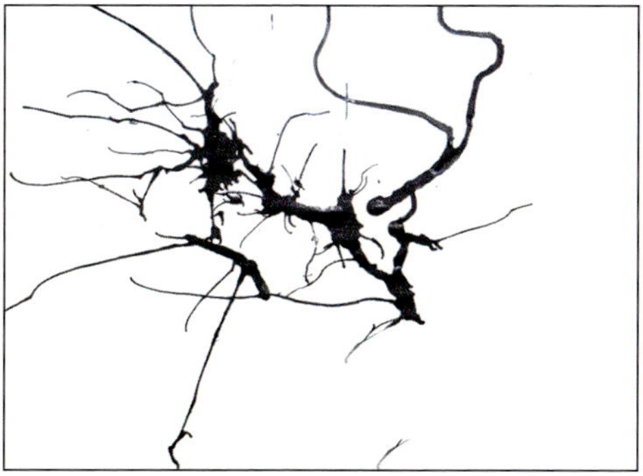

Abbildung 40: Durch das Verpusten der Tusche mit dem Strohhalm sind interessante Strukturen entstanden.

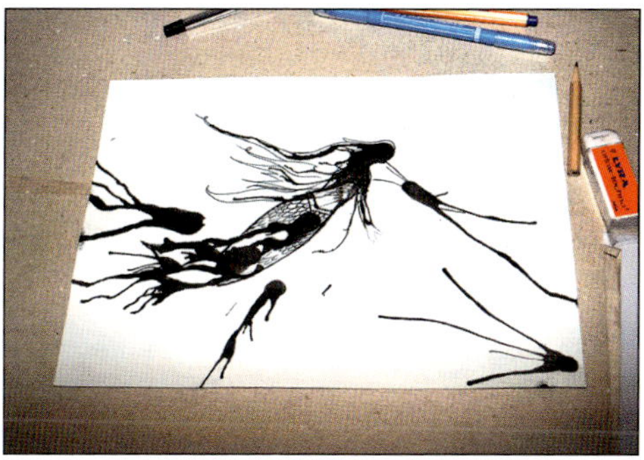

Abbildung 41: Eine Frauenfigur wurde in einem Liniengewirr gedeutet.

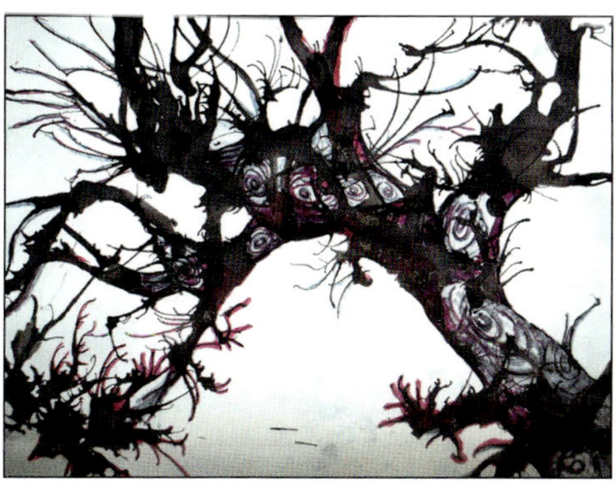

Abbildung 42: Ein alter Baum zeigt sich.

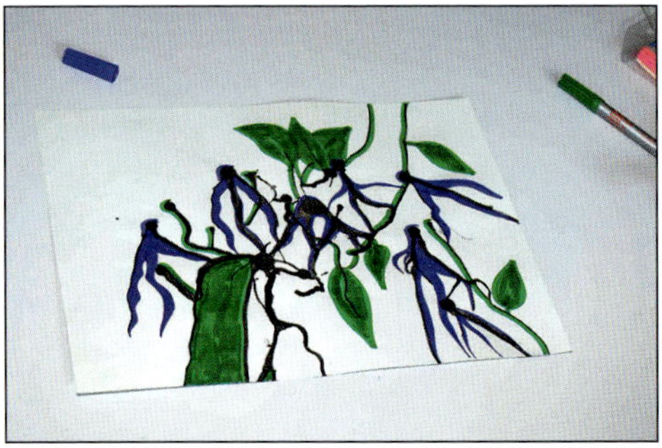

Abbildung 43: Farbige Gestaltungen haben ihren eigenen Reiz.

Formen-Aufnehmen

Einige Kreativitätstests, aber auch Projektive Zeichentests arbeiten damit, dass auf einem weißen Blatt bereits Linienabschnitte und Formen aufgezeichnet sind, die dann assoziativ zu einem Bild vervollständigt werden sollen, ohne dass die Vorzeichnungen noch erkennbar sind. Das Bildmotiv muss also die vorgefunden Bildelemente „schlucken".

Diese Übung lässt zu ein und derselben Vorgabe von Bildelementen mehrere Lösungen zu. Sich mit den vorgefundenen Linien oder Formen auseinanderzusetzen, regt die Bildfantasie an. Hierzu darf man die Vorlage auch beliebig drehen, sodass die Anordnung der vorgefundenen Zeichen variiert (vgl. Abb. 44 bis 47).

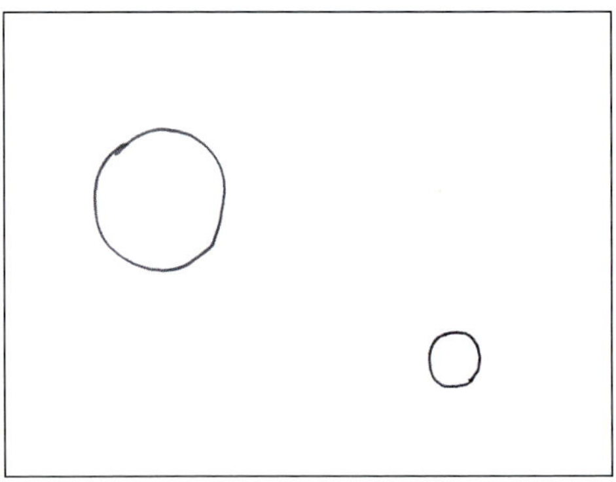

Abbildung 44: Das Zeichenblatt zeigt lediglich einen großen und einen kleinen Kreis.

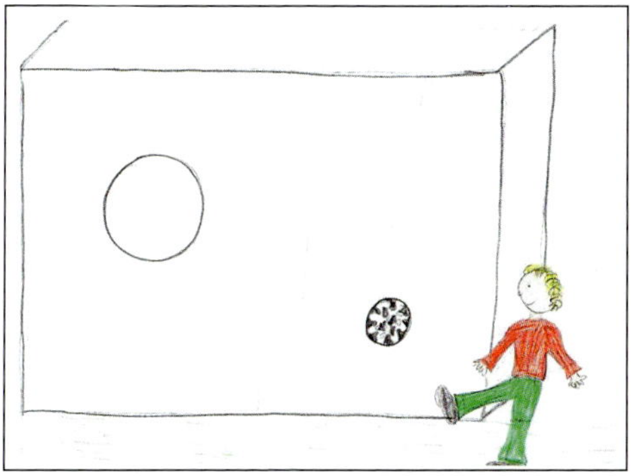

Abbildung 45: Die Vorlage wird zur Motivanregung für eine Fußballszene.

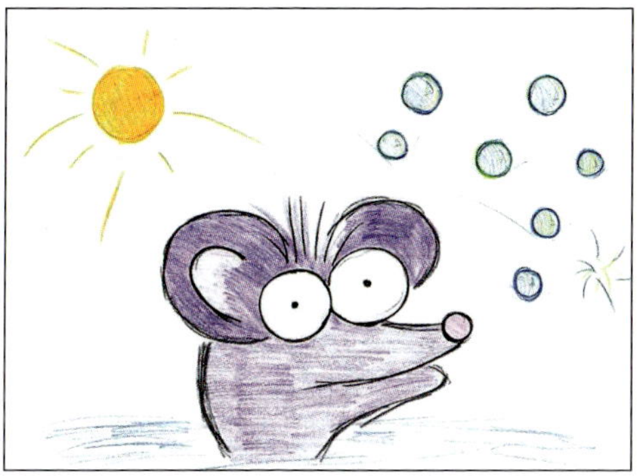

Abbildung 46: Eine Karikatur entsteht.

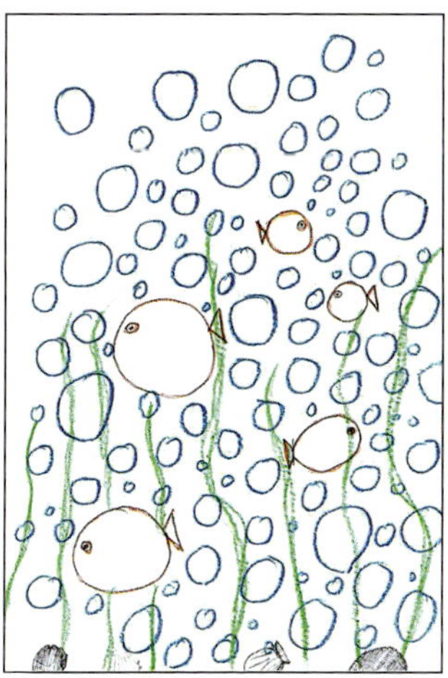

Abbildung 47: Ein Aquarium entsteht.

Malen Sie beispielsweise zur Vorlage von Abbildung 44 unterschiedliche Bildlösungen mit folgenden Themen:
- Landschaft,
- Fortbewegungsmittel,
- eine oder mehrere Person(en),
- ein schönes oder ein gruseliges Bild.

Zufällige Strukturen fotografieren

Die Umwelt bietet hier vielfältige Möglichkeiten. Taube Fenster zeigen interessante Muster, Äderungen in Steinen oder Helldunkelflächen in Granit oder Marmorfliesen sind geeignet. Diese kann man kaum vor Ort abpausen, aber man kann sie fotografieren und die entdeckte Figur zu Hause auf ein Blatt übertragen (vgl. Abb. 48 bis 50). Sie werden erleben, dass die Figur aufgrund kleinster Änderungen der Farb- und Helligkeitsnuancen auf dem Foto manchmal gar nicht mehr so leicht zu erkennen ist.

Sie sehen, es gibt viele Möglichkeiten. Jede erzeugt zufällige Strukturen, die aber dennoch wieder ihre Charakteristika haben. Hier kann man auch noch kreativ sein: Finden Sie eine neue Art und Weise, Farbmuster oder Linienzeichnungen zufällig zu erzeugen. Sicher kann man z.B. etwas mit Zufallszahlen machen, etwa Linien zufälliger Länge und in zufälligen Winkeln anstückeln; Zufallsanregungen überwinden Grenzen der Malfähigkeit.

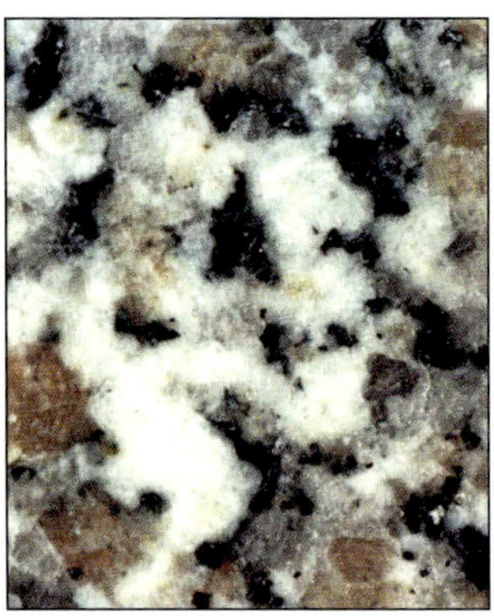

Abbildung 48: Formen in einem Foto einer Granitplatte erkennen

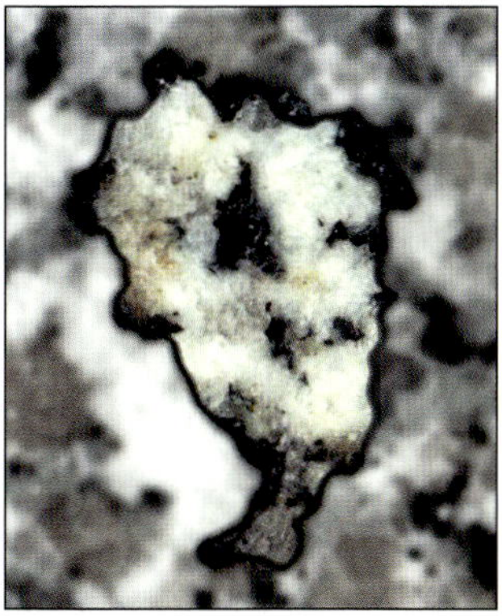

Abbildung 49: Form mit einem Fineliner nachziehen

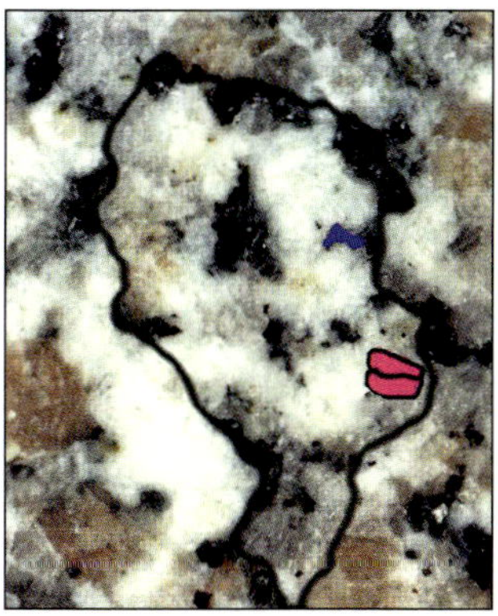

Abbildung 50: Form ausgestalten: Die erkannte Form ergibt ein Halbportrait

Einen Moment der Bewegung in einem Baseballpiel zu malen ist nicht so leicht. Man müsste das studieren und üben. In einem Sportfoto können wir aber so eine Bewegung ohne Weiteres erkennen. So ist es auch mit dem Zufallsbild: Man kann darin recht komplexe Formen entdecken, die man selber nicht hätte malen können. Die Zufallsgrundlage steigert die eigene Malfähigkeit erheblich. Nehmen Sie die recht schwierige und komplexe Haltung des „Krokodils" (vgl. Abb. 51 und 52) als Beispiel. Als freien Entwurf hätte der Hobbykünstler das nicht so leicht ohne jede Vorlage zustande gebracht. Im Zufallsbild der blinden Scheibe konnte er sie jedoch entdecken.

So kann man also, ganz ohne von Vorlagen abzumalen, eben auch auf Grundlage der eigenen Zufallsentdeckung viel besser zeichnen oder malen, als ohne dieses Hilfsmittel. Allerdings: Je besser man malen kann, umso leichter erkennt man in den Zufallsstrukturen Formen.

Zufallsanregungen fördern aber auch die Kreativität. Indem man eine Deutung an das Bild heranträgt, gibt man ihm ja persönliche Bedeutung. Man sieht etwas „Wichtiges" darin. Dies befeuert den Spaß beim Malen und zieht auch unbewusste Teile der Psyche in die Bearbeitung ein; dies gibt dem bildnerischen Tun dann ganz neue Energie.

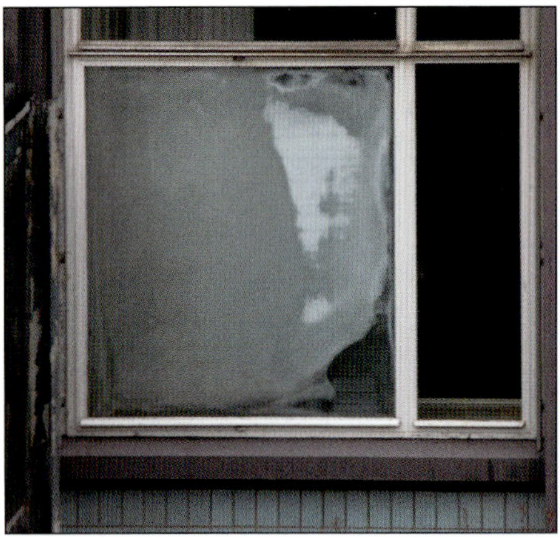

Abbildung 51: Der Autor entdeckt in einem beschlagenen Fenster den grünen Drachen.

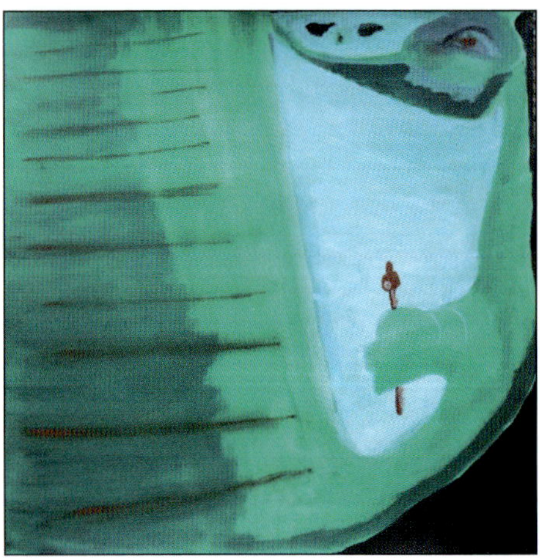

Abbildung 52: Das Bild malt der Autor nach dem Vorbild des Fensterfotos.

Wenn der Quell bildhafter Energie fast versiegt ist, kann er mit der Anregung aus dem Unbewussten wieder aufleben, wie das Beispiel der Psychoanalytikerin Marion Milner deutlich macht (vgl. im Literaturverzeichnis die deutsche Übersetzung des Titels: „On not being able to paint“, Milner, 1988). Sie schildert, wie die absichtslose Linienzeichnung ihr geholfen hat, eine künstlerische Blockade zu überwinden.

Lassen Sie sich also auf die Themen ein, die Sie in den Zufallsgebilden entdecken und Sie werden erleben, wie sie mit neuer Lust Ihr Malhobby ausüben können.

5 Kontrolle aufgeben und Kontrolle gewinnen

In manchen Situationen ist es das Lebensthema, die im Laufe der Entwicklung mühsam aufgebaute Kontrolle zu lockern, ja aufzugeben. In anderen Lebenslagen geht es darum, Kontrolle über seelische Prozesse zu gewinnen. Die Diagnose, ob Sie das eine oder andere in Ihrem Leben brauchen, liegt ganz bei Ihnen.

Die „Kontrolle aufgeben" ist die Aufgabe in erotisch sexuellen Situationen, in sozialen Situationen, gegenüber heranwachsenden Kindern, gegenüber Ehepartnern oder gegenüber den Einschränkungen, die das Altern mit sich bringt. Wenn man sich anderen Menschen anvertrauen muss, etwa im Krankenhaus, aber auch den Anordnungen von Chefs folgen muss, gibt man Kontrolle ab.

Nachfolgende Übungen haben therapeutischen Wert, können für sich jedoch auch rein ästhetischen Wert besitzen.

5.1 Kontrolle aufgeben

In diesen Übungen geht es darum, Überraschendes zuzulassen und die Kontrolle aufzugeben. Der Maler lernt hier, seiner Intuition zu vertrauen.

Einmal geht es darum, etwas geschehen zu lassen, über das man keine Kontrolle hat, wenn z. B. Farben ineinander laufen. Ein anderes Mal geht es darum, nicht lange „zu fackeln", sondern in möglichst kürzester Zeit zu einem Ergebnis zu kommen. Das große Tempo verhilft dazu, den Kopf auszuschalten und „aus dem Bauch heraus" zu agieren. Ohne allzu viele Bedenken können schöne Werke entstehen.

Farben verlaufen lassen/„Nass-in-Nass"-Malen

Nehmen Sie ein saugfähiges Papier und Wasserfarben (oder Gouache-Farben). Setzen Sie nicht zu wässrige Farblösungen an und lassen Sie verschieden Farben ineinander laufen. Beobachten Sie, wie dabei schöne

Ränder und Übergänge entstehen. Wenn Sie ein schönes Ergebnis eines abstrakten Bildes erreichen wollen, so nehmen Sie nur solche Farben, die gut harmonieren.

Auch bei manchen Künstlern gibt es Anregungen für einen intuitiven Umgang mit dem Malprozess: Emil Nolde (1867–1956) und Klaus Fußmann (geb. 1938) nutzten z. B. in vielen Gemälden Farben, die aufgrund unterschiedlichen Ineinanderfließens ihren besonderen Reiz erhielten. Sie erzielen z. B. interessante Farbverläufe auf gut angefeuchtetem Aquarellpapier oder auf Batik- und Japanpapier, auf das Sie mit dem Schwamm, mit dem Pinsel oder mit einer Pipette dichte Aquarellfarbe(n) auftragen. Hin- und Herbewegen des Papieres, hinzu getropftes Wasser oder auch mal ein Öltropfen hier und da kann das Flie-

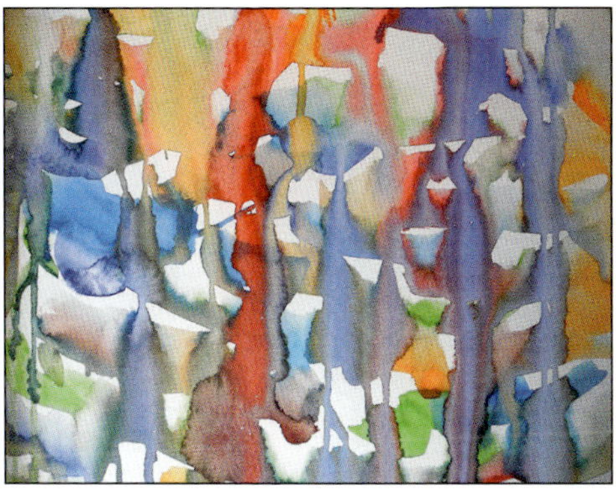

Abbildung 53: Beispiel für Verlaufenlassen von Farben

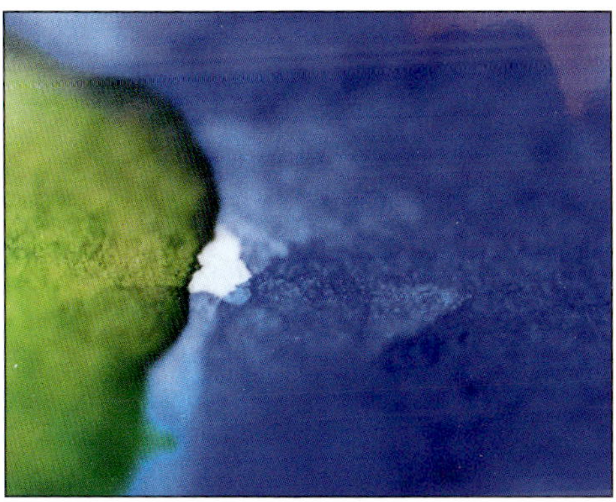

Abbildung 54: Ergebnis einer „Nass-in-Nass"-Malerei

ßen der Farbe beschleunigen oder als Fließsperre benutzt werden. Ganz unterschiedliches Vorgehen und Experimentieren auf mehreren Blättern gleichzeitig fördert die Vielfalt. Wichtig ist, dass Sie sich beim Malen auf Ihre Gefühle konzentrieren und das Denken in Worten soweit wie möglich ausschalten (vgl. Abb. 53 und 54).

Kreatives Farben- und Formensetzen

Verwenden Sie Acrylfarben oder Abtönfarben und setzen Sie – ohne es zu kontrollieren – Farbpunkte, Striche und Flächen auf ein Papier. Hören Sie in einem Moment auf, in dem Ihnen das Ergebnis gefällt.

Oder lassen Sie Farbe über das Papier laufen. Warten Sie, bis eine Farbschicht trocken ist und verwenden Sie dann eine andere Farbe. Wenn Sie wollen, können Sie auch mit einem feuchten Tuch darüberwischen.

Fünf-Minuten-Bild

Innerhalb der festgesetzten Zeit von fünf Minuten soll die Malerin bzw. der Maler zu einem Ende mit einer Mal- oder Zeichenübung kommen: Das können Menschenstudien, Bewegungsstudien oder Szenen sein, die reizvoll sind.

Die Schnelligkeit verleitet dazu, sich aufmerksam den wesentlichen Linien und dem Motivaufbau zuzuwenden. Man wird gezwungen, Unwesentliches wegzulassen und sich dem Wesentlichen, dem Motivbestimmenden zuzuwenden. Hier ist zunächst ein höheres Papieraufkommen zu verschmerzen. Mit einiger Übung wird man umso sicherer im schnellen Auffassen von Kompositionszusammenhängen werden. Die Materialempfehlung hierzu sind weiche Blei- oder Kohlestifte und flüssige Farben, am besten Aquarellfarben (vgl. Abb. 55: Das Foto diente als Vorlage für das Fünf-Minuten-Bild).

Auf Schnelligkeit kommt es auch an, wenn man zum Malen statt Pinsel einen Spachtel verwendet (das können auch Teigschaber, entwertete Kreditkarten, Kämme und unterschiedlich breit geschnittene und/oder mit Zacken versehene Spachtel aus dickerer Pappe sein): ein sogenanntes „Spachtel-Bild" entsteht. Die zu empfehlenden Farben sind flüssige Gouache- oder Acrylfarben, die man gegebenenfalls mit ein wenig Tapetenkleisterzusatz länger feucht halten kann.

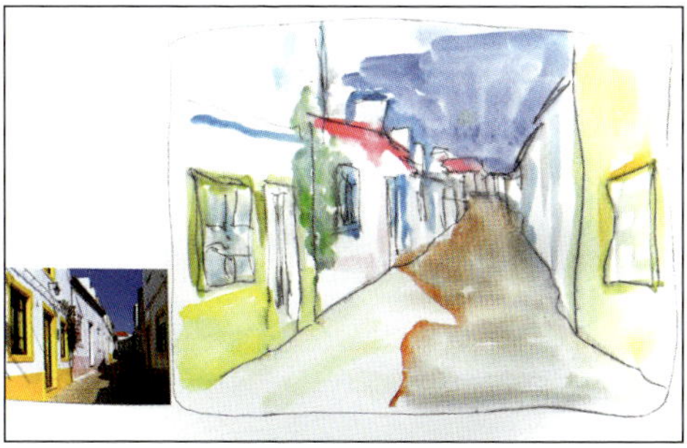

Abbildung 55: Beispiel für ein Fünf-Minuten-Bild nach einer Vorlage

Der Reiz liegt im zügigen Anlegen, Ziehen und wieder Wegnehmen von Farbe, man kann mit den sich unterschiedlich zeigenden Helligkeiten auf dem Papier spielen, indem man mehrere Farbschichten übereinander legt. Auch wenn die Art des Farbauftrages mühelos erscheint: ein Motiv muss sich erst formen (vgl. Abb. 56).

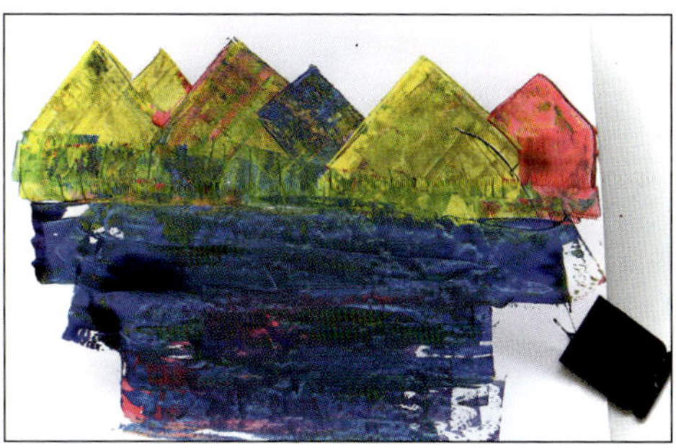

Abbildung 56: Solange die Farben feucht sind, kann man spachteln.

Anregungen für ein Spachtelbild können folgende Motive sein: Muster, Gebirgslandschaft, Wasserlandschaft, Schiff(e) auf dem Meer, Häuser (Haus) am See, Menschenfiguren.

Einlinien-Bild

Vielleicht erinnern Sie sich: „Das ist das Haus vom Nikolaus mit einem Fähnchen obenauf …“. In der Kindheit haben viele diesen Spruch gesprochen und dabei versucht, ohne den Stift abzusetzen, parallel zu jeder Silbe des Spruchs einen Abschnitt des Hauses zu zeichnen; viele Wege gab es dabei nicht.

Ähnlich dieser Übung funktioniert auch das Zeichnen des sogenannten „Einlinien-Bildes“: Der Stift startet an einer Stelle auf dem Blatt und wird so lange ohne abzusetzen zügig über das Papier geführt, bis das Motiv fertig ist. Überschneidungen und doppelte Linienführungen sind erlaubt. Besonders reizvoll werden die Zeichnungen mit einem Fineliner-Stift, die entstehenden Zwischenräume lassen sich anschließend auch farbig gestalten (vgl. Abb. 57).

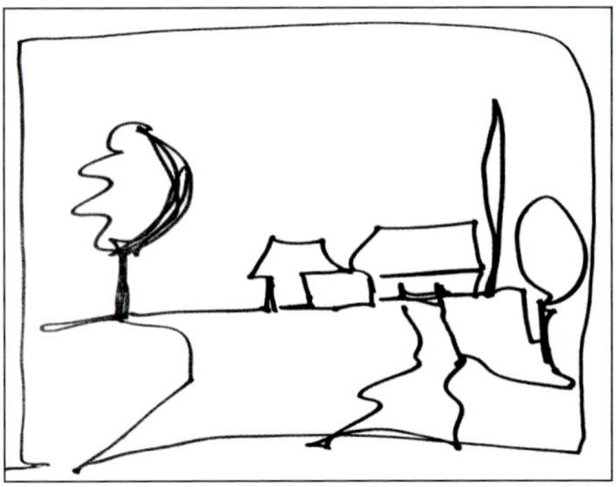

Abbildung 57: Beispiel für ein Einlinienbild

5.2 Kontrolle gewinnen

Manchmal hat man den Eindruck, von den Ereignissen des Lebens überrollt zu werden und man fühlt sich fremdbestimmt. Die hier beschriebenen Mal-, Zeichen- und Gestaltungsübungen etablieren auf künstlerischer Ebene Kontrolle. Dies ist zunächst zutiefst befriedigend, weil ja ein Mangel ausgeglichen wird. Im günstigen Fall überträgt sich der Kontrollgewinn aber auch in das Leben.

Während es bei den Übungen zur „Kontrolle aufgeben" auf das schnelle Agieren ankommt, geht es hier, im Gegensatz dazu, um intensivierte Konzentration auf die Technik.

Raster zeichnen

Zeichnen Sie ein Raster auf ein Zeichenpapier und füllen es mit einem schönen, vielleicht auch symmetrischen Muster. Jedes Feld des Rasters hat nur eine Farbe, vielleicht verwenden Sie auch nur wenige Farben, von denen Sie wissen, dass sie gut harmonieren. Ein kariertes Papier oder eines, auf das ein Raster mit Bleistift vorgezeichnet wurde, vereinfacht am Anfang die Malübung.

Linienformationen zeichnen

Künstler der Op-Art (z. B. der Künstler Victor Vasarely) erzielten mit parallelen und auseinanderlaufenden Linien, dicht über eine Fläche angeordnet interessante Effekte. Gerade, gezackte, gekrümmte, gebogene Linien wurden eng oder mit kleinerem oder größerem Abstand nebeneinander gelegt, manchmal auch um kleine und große Formen herumgezogen. Der Gestaltungsreichtum kannte kaum Grenzen.

Sie können ebenso mit Linienverläufen verfahren: Zeichnen Sie am besten freihändig und nicht mit dem Lineal die Verläufe nebeneinander: Malen Sie z. B. eine Linie quer über das Blatt Papier und wiederholen Sie darüber und darunter die gleiche Linie (vgl. Abb. 58).

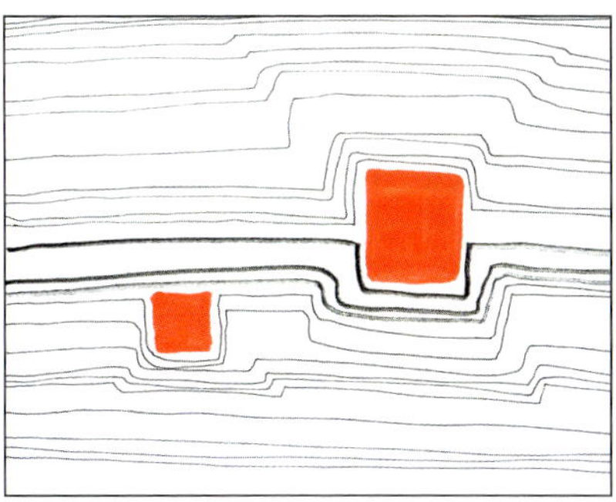

Abbildung 58: Beispiel für eine Liniencollage

Ein Künstler, der gleichermaßen mit Farben, Formen und Linien arbeitete war Paul Klee (1949–1940). Viele seiner Bilder und Kompositionen bieten eine reiche Auswahl an Anregungen, wie man diese drei künstlerischen Mittel miteinander kombinieren kann (vielleicht schauen Sie seine Gemälde einmal im Internet an). Viele Bilder erinnern an buntgemusterte und buntgeordnete Farbteppiche; oft tragen sie musikalische Titel, da Paul Klee, vor der Entscheidung Maler zu werden, ein professioneller Musiker war. Versuchen Sie es ihm gleich zu tun: Entwerfen Sie ähnliche Gestaltungen. Sie können Rechteckstreifen im Hoch- oder Querformat in unterschiedlicher Breite übereinander zeichnen und diese unterschiedlich gestaffelt mit Aquarell- oder Buntstiften ausmalen, Sie können Bilder nur aus kleinen und großen Quadraten entwerfen (z. B. innen kleine Quadrate und außen herum angeordnet große) oder Quadrate in Klein- und Großformaten miteinander kombinieren.

Gestaltung mit geometrischen Grundformen

Betrachtet man konstruktivistische Kunstwerke (z. B. von Kasimir Malewitsch oder Piet Mondrian), gewinnt man den Eindruck, die Künstler hätten mit den Formen auf dem Papier gespielt. Die Anordnung hätte so, aber auch völlig anders sein können. Hier erleben Sie, wie Formen und Linien je nach Anordnung auf dem Blatt in ganz unterschiedliche Relationen zueinander geraten, vielleicht manchmal sogar auf Gegenständliches verweisen, sich manchmal auch im Kontrast verstärken oder abschwächen, wie Grenzen erscheinen oder Verbindungen auftauchen.

Zum Gestalten empfiehlt es sich, unterschiedliche Formen (die Grundformen Kreis, Quadrat, Rechteck und Dreieck, auch halbe Formen) in unterschiedlichen Größen und Farben aus (farbigem) Papier auszuschneiden und auf einem andersfarbigen Untergrund so lange zu schieben, bis das Ergebnis gefällt und ausgewogen erscheint. Danach kann man alles festkleben (vgl. Abb. 59 und 60).

Setzen Sie z. B. auf diese Weise auch einmal eine Landschaft aus einfachen geometrischen Grundformen zusammen, sodass ein fast kubistisches Bild entsteht.

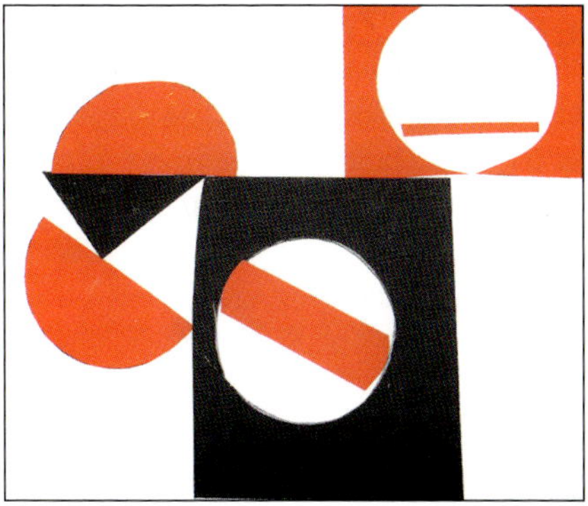

Abbildung 59: Collage aus geometrischen Formen

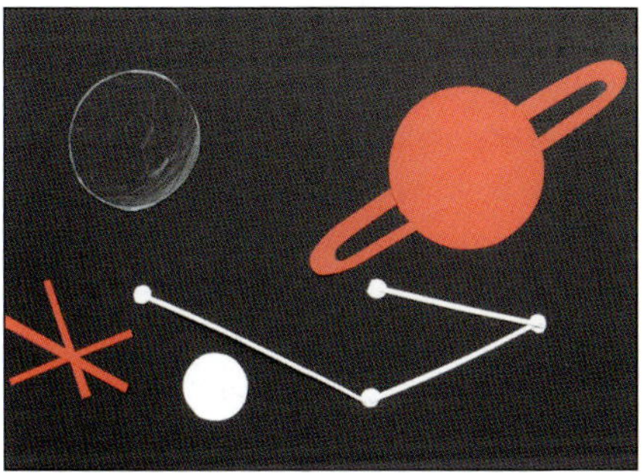

Abbildung 60: Collage aus geometrischen Formen, die an den Kosmos erinnert

6 Meditatives Malen und Zeichnen

Auch das Malen von Mandalas ist eine Handlungsmetapher für das Herstellen von Ordnung. Gleichzeitig aber stützt es die Meditation.

6.1 Mandala malen

Jede gemalte Linie hat eine Wirkung auf das Erleben des malenden Betrachters. Eine Linie kann in der Kinderzeichnung eine Grenze sein, z. B. zwischen dem misshandelnden Übeltäter und dem Kind. Das Kind fühlt sich wohl, nachdem es diese sichernde Linie gezeichnet hat und sie so ein Sachverhalt in der Vorstellung geworden ist. Wir denken hier auch an die Kunst mancher Art-Brut-Künstler – wie etwa von Adolf Wölfli –, der gegen das Chaos seiner Wahnvorstellungen immer neue geometrische Zeichnungen fertigte, die die bedrohlichen Impulse des Wahns und die drängenden Schuldgefühlen mit einer Vielzahl von undurchdringlichen Grenzen aufzuhalten versuchten.

Ein Viereck grenzt einen Raum ab, schützt ihn, wenn es aber Öffnungen hat, lädt es ein, durch die Öffnungen wie durch Tore einzudringen. Das Quadrat und der Kreis erfassen jeweils alle Richtungen des Raumes und sind beide Zeichen für das Gesamte der Welt. Zusammen verstärken sie diese Bedeutung und geben dem Gesamten der Welt eine symmetrische, harmonische Ordnung. Wenn Quadrat und Kreis in der Zeichnung Öffnungen bzw. Tore aufweisen, lenken Sie den Blick immer wieder nach innen auf das Zentrum.

Das Mandala (im Sanskrit: Kreis) ist eine Kreisform, die jedoch in einer geometrischen Teilung steht, meist in der Vierung eines Quadrates. Es stellt die Ganzheit des Kosmos dar. Im tibetischen Buddhismus ist es ein Bild, das die Meditation unterstützt. Es gibt ähnliche Gestaltungen wie Mandalas in allen Kulturkreisen, in Andachtsbildern, in der Architektur christlicher Kirchen und auch schon in steinzeitlichen Ritzzeichnungen.

Im Zentrum tibetischer Mandalas steht meist der Gott bzw. Buddha. Der Blick des Betrachters mag zeitweilig abschweifen, er wird aber von der geometrischen Figur immer wieder eingefangen und auf die Mitte, auf die Gottheit gerichtet.

Indem das Mandala in allen menschlichen Kulturen auftaucht, erkennt Carl Gustav Jung das Mandala als Symbol eines Archetyps, nämlich als Symbol des Individuationsprozesses. Jeder Mensch hat nach seiner Meinung die Aufgabe, im Laufe des Lebens – speziell in der zweiten Lebenshälfte –, eine Einheit der seelischen Prozesse, von schwachen und starken Funktionen, von männlichen und weiblichen Anteilen und von bewussten und unbewussten Triebkräften zu erreichen. In den Phasen einer Psychotherapie mit solchen Weiterentwicklungen malten C.G. Jungs Patienten spontan Mandala-Figuren (z.B. die berühmte Serie der Miss Miller). Allein die Betrachtung des Mandalas kann solche Prozesse der Neuordnung anregen. Gerade einer alternden Gesellschaft mag es dienen, der zweiten Lebenshälfte einen in dieser Weise eigenen Sinn, eine eigene Berechtigung zu geben.

Die Grenzlinien des Mandalas haben Pforten. So gibt es eine Durchlässigkeit der Befestigungen und Grenzen der Mandala-Figur. Dies ermöglicht dem Blick eine meditative Wanderung zur Mitte des Selbst, zur letzten Einheit der eigenen Person: zur Aufhebung der Gegensätze (was der Art-Brut- bzw. Outsider-Künstler – heute spricht man eher von zustandsgebundener Kunst – zu verhindern versucht). Der immer wieder zurück zur Mitte kehrende Blick und die Imaginationsanweisungen (im Mandala-Ritual des tantrischen Buddhismus), etwa in der Vorstellung, in den Raum des Mandalas einzutauchen, ja sogar Buddha zu sein, lassen eine Trance entstehen, die ihrerseits – wie etwa im Traum – die Grenzen zwischen bewussten und unbewussten Prozessen durchlässig werden lässt.

Dies alles mag dem Leser ein wenig schwärmerisch und übertrieben vorkommen, angesichts einer doch eher trivialen Figur aus Kreis und Viereck, wie sie sich eben an allen Stellen der Welt allein zufällig und wegen ihrer schönen Symmetrie ergeben wird. Der berühmte Kunsthistoriker und Psychologe Sir Ernst Gombrich berichtet aber von einer interessanten Erfahrung: Als er vor einer wichtigen Lebensentscheidung stand und im Begriff war, eine der möglichen Alternativen zu wählen, kam in seinen Gedanken, in seiner Vorstellung das klare Bild einer Mandala-Figur auf. Diese Vorstellung gab ihm Zuversicht.

Beispiel:

Die Malaufgabe erfordert nur geringes malerisches Können. Zunächst wird das Mandala konstruiert (Vorlage auch am Ende des Buches unter 12.6, S. 184). Hilfslinien werden nur ganz dünn gezeichnet und verschwinden später unter der aufgebrachten Farbe. Durch den Schnittpunkt von zwei Diagonalen (Hilfslinien) ermitteln Sie den Mittelpunkt des Blattes. Zeichnen Sie einen kleinen inneren Kreis darum (mit dem Zirkel) und geben ihm eine Doppelwand. Den inneren Kreis setzen Sie mittig in ein größeres inneres Quadrat, das wieder eine Doppelwand erhält (auf den Linien vom Zentrum des Bildes durch die Ecken des Quadrates kommen die Ecken späterer größerer Quadrate zu liegen; diese sind auch Hilfslinien). Zeichnen Sie wieder einen doppelwandigen Kreis darum und wieder ein doppelwandiges größeres Quadrat und noch einmal einen doppelwandigen Kreis und ein doppelwandiges größeres Quadrat darum, sodass auf dem Blatt nun drei ineinander liegende doppelwandige Kreise und drei doppelwandige Quadrate zu erkennen sind. Geben Sie jeder Figur zwei Tore und zwar wechselnd in der vertikalen und in der horizontalen Hilfslinie des Blattes liegend. Wenn Sie wollen, können Sie das jetzt entstandene Gerüst malerisch ausfüllen, etwa als Grundriss einer Festung, einer Blume etc. (vgl. Abb. 61).

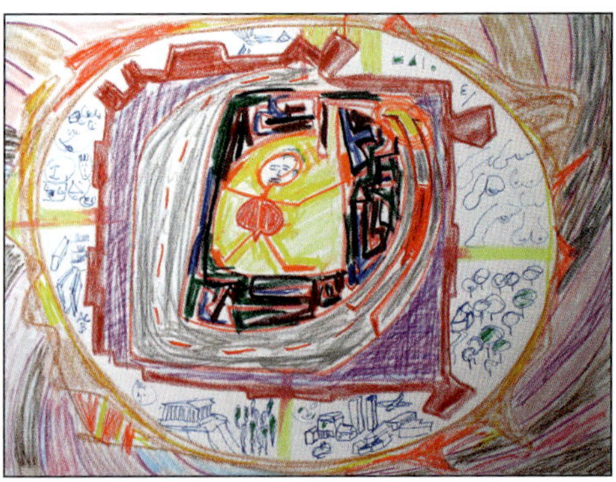

Abbildung 61: Mandala

Die freien Felder des Bildes werden nun mit psychologischer Bedeutung besetzt. Es geht um die Einigung der Gegensätze, aber auch die Einheit von starken und unterdrückten seelischen Funktionen: Eine Person gibt sich nach außen stark, ist innerlich aber eher weich und sensibel, das wäre ein Beispiel für eine starke und schwache Funktion. Jede Person hat männliche und weibliche Eigenschaften, die sowohl Gegensatz als auch starke und schwache Funktion sein können. Belegen Sie die äußeren Stellen der Diagonalen mit Symbolen für diese Funktionen. Zeichnen Sie weiter nach innen in den Kreisen und Quadraten in den Bereich der Diagonalen Verhaltensbeispiele bzw. Abstufungen der gewählten seelischen Funktionen mit kleinen Symbolzeichnungen (evtl. Strichmännchen, oder auch abstrakte Symbole).

Schließlich stellen Sie ganz in die Mitte ein Symbol für Ihr ganzes Selbst, das alles umfasst, was Sie ausmacht (vielleicht – wenn Sie mögen – auch einen göttlichen Keim, den Sie in sich tragen).

Kolorieren Sie Ihre Zeichnung, indem Sie vielleicht einen halbtransparenten Hintergrund über alle Zeichenstriche anlegen und dann erst später die Symbolzeichnungen bearbeiten (man kann Mandala-Figuren auch mit Computer-Zeichenprogrammen oder mit dem Programm „Photoshop“ erstellen; Figuren im Mandala können Sie dann unter einer Ebene der Mandala-Struktur auftauchen lassen, vgl. Abb. 62).

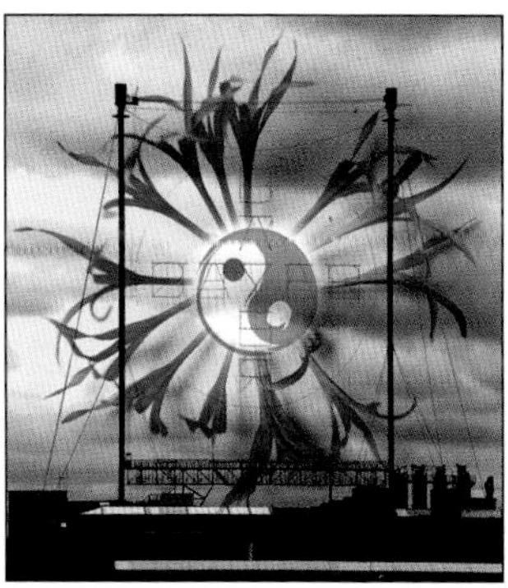

Abbildung 62: Ein Mandala, das aus verschiedenen Bildern im Programm Photoshop zusammengefügt wurde: Bayer-Kreuz, Kornblume und das Zeichen von Yin und Yang im Zentrum.

Nutzen Sie Ihre fertige Zeichnung als Meditationsobjekt. Blicken Sie „absichtslos“ auf die Zeichnung, versuchen Sie an gar nichts zu denken und entspannen Sie sich. Wenn doch Gedanken aufkommen, denken Sie diese einfach noch einmal: Das macht sie langweilig. Um aber die Gedanken zu stoppen, können Sie bei jedem Einatmen innerlich leise „Zieh“ und bei jedem ausatmen innerlich leise „Go“ sagen. Halten Sie diese Meditation 10 bis 15 Minuten aufrecht.

6.2 Trance-Malen

Die meisten Hobbymaler haben erlebt, wie sich beim Malen der Zustand des Bewusstseins leicht verändert. Man ist ganz in den Malprozess vertieft, ja versunken. Die Zeit vergeht unbemerkt, wie im Fluge. Beim Malen und durch die Aktivierung der bildhaften Denkprozesse entsteht häufig eine leichte Trance.

In dieser Trance wird die Grenze zum Unbewussten – fast wie im Traum – etwas durchlässig und es kommt dabei oft zum Ausgleich von Ungleichgewichten zwischen bewusster und unbewusster Weltsicht, zum Abbau von Druck und Gegendruck. In Psychotherapien spielt die Tranceerfahrung fast immer eine wichtige Rolle. Bei der freien Assoziation auf der Couch in der Psychoanalyse befindet sich der Patient in einem tranceartigen Zustand. Die Katathym Imaginative Psychotherapie (KIP) und die Hypnotherapie arbeiten ebenfalls ganz ausdrücklich mit Patienten, die sich in traumartiger Trance befinden. Das Heilungswissen der Menschheit besteht ganz wesentlich auch aus Wissen über schamanistische Tranceerfahrungen.

Psychisch kranke Künstler nutzten z. B. diese Trance. Vincent van Gogh schrieb an seinen Bruder Theo: „Ich arbeite ununterbrochen in meinem Zimmer, das tut mir wohl und verjagt die krankhaften Gedanken.“ Jackson Pollock tröpfelte in einem meditativen Zustand Farben auf die Leinwand. Durch Ausschaltung jeder bewussten Kontrolle wollte er so Kontakt zum Unbewussten finden. Die Surrealisten (z. B. Joan Miro, Max Ernst, André Masson, Salvador Dali und Hans Arp) übten sich – ebenfalls in dem Bestreben, aus dem Unbewussten zu malen – im sogenannten „Automatischen Malen“, also einem Malen ohne jede Kontrolle, allein aus der Intuition heraus.

Beim Malen stellt sich die Trance oft von selbst ein, allerdings gibt es Vorgehensweisen, die es erlauben, Trance besonders zu vertiefen. Für diese Übung – wie für alle Übungen dieses Abschnittes – ist es günstig, wenn Sie ungestört sind. Vielleicht macht es Ihnen Freude, im Hintergrund dazu eine Meditationsmusik abzuspielen.

Arbeiten Sie mit Gouache- oder Acrylfarben, weil diese schnell trocknen. Legen Sie ein großes Blatt auf den Boden auf eine größere Papier- oder Folienunterlage, um über den Rand hinaus malen zu können. Damit Sie nicht durch das Mischen der Farben und das manchmal etwas schwierige Öffnen der Tuben- bzw. Flaschenverschlüsse abgelenkt werden, sollten Sie sich einige Farben in ausreichender Menge auf einer Palette mischen oder in alten Joghurtbechern bereitstellen, die Sie dann nur mit dem Pinsel aufnehmen müssen. Mit einem in Farbe getauchten Pinsel setzen Sie nun, fast wie bei einem Schriftzug in der Kalligrafie, eine Spur auf das Blatt. Lassen Sie diese Spur eine Weile auf sich wirken. Es geht nicht um das Produkt, es geht jetzt um den Prozess. Sogar wenn es zwischenzeitlich so aussieht, als sei das Blatt „verdorben", spielt das bei dieser Übung gar keine Rolle: Es geht ganz intuitiv weiter, Sie übermalen Partien des Bildes, lassen andere stehen. Am Ende der Malaktion wird das ursprüngliche Bild wahrscheinlich noch ganz anders aussehen.

Vermeiden Sie ein Denken in Worten, die Form nimmt Ihr Bewusstsein völlig ein. Sie können auch ein „Mantra" sprechen. Möglich ist es z. B., einfach die Namen der ersten und der folgenden Farbe zum Ein- und Ausatmen in einem innerlichen Sprechdenken zu sagen: beispielsweise beim Einatmen „Rot" und beim Ausatmen „Blau". Der nächste Strich mit einer anderen Farbe ist wiederum eine Antwort auf den ersten Strich. Wenn das Blatt (mindestens DIN A3-, besser DIN A2-Format) ganz mit Farbe gefüllt ist, können Sie prüfen, ob Sie nach dem abstrakten Beginn Ihrer Malerei nun etwas erkennen. Sie können sich nun darauf einlassen und diesen Inhalt ein wenig ausarbeiten. Dann gehen Sie aber wieder zu Farbstrichen über (vgl. Abb. 63).

Der Inhalt, der „auftauchte", hat vielleicht eine Botschaft mitgebracht. Versuchen Sie einen inneren Dialog mit ihm: „Was ist deine Botschaft?" Vielleicht kommen Ihnen dann ganz überraschende Einfälle und Hinweise für Ihr Leben in den Sinn. Vielleicht ist die Botschaft auch erschreckend oder irgendwie negativ. Auch das ist ein Hinweis. Setzen Sie sich mit dieser Botschaft auseinander, finden Sie im bewussten Denken Lösungsmöglichkeiten, Umgangsformen mit ihr.

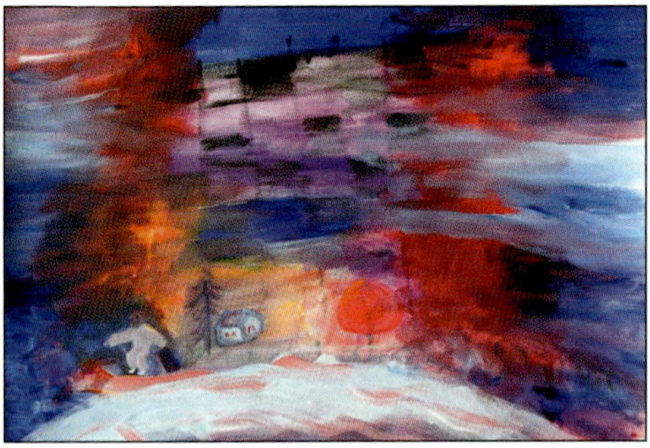

Abbildung 63: Im Trance-Malen entstanden die Farbflächen. In einer nachträglichen Ausgestaltung wurden Baum, Haus und springendes Männchen gestaltet. Seine Botschaft: „Aus einer brenzligen Situation abspringen können."

6.3 Meditation mit der Farbe Blau

Das weite Blau kann Sehnsucht, aber auch tiefe Glücksgefühle auslösen. Die hellblau-türkisfarbene „Blaue Lagune" in Malta trägt z. B. bei vielen Menschen zu glücklichen Empfindungen beim Baden bei, sie genießen ein Gipfelerlebnis in der Natur. Gleichzeitig ist das Himmelsblau die Farbe der Ferne, der Unerreichbarkeit und der Sehnsucht. Novalis hat nicht ohne Grund die „blaue Blume der Sehnsucht" besungen. In der Kunst ist es das Blau der Bilder von Yves Klein, das in vielen Menschen etwas ins Schwingen bringt.

Wir schlagen vor, Sie vertiefen sich meditativ also in ein Blau. Besonders naturähnlich sind transparente Farben, wie sie auch das farbige Glas hat oder glänzende Farben wie Metallic-Lacke. Vielleicht habe Sie eine Glasvase mit einem interessanten Blau. Stellen Sie es nah an die Augen, sodass die Blickfokussierung und die Helligkeit angenehm sind, und vertiefen Sie sich meditativ in die Farbe (möglich ist auch, ein interessantes Blau auf dem Monitor des Computers auszusuchen). Versuchen Sie das Gefühl, das zu dieser Farbe gehört, in sich wachsen zu lassen. Wenn Ihnen ablenkende Gedanken durch den Kopf gehen, denken Sie diese einfach noch einmal, so werden sie ausgebremst und lassen mit der Zeit nach. Vielleicht lassen Sie in der Zeit der Meditation (ungefähr 15 Minuten) eine Meditationsmusik laufen, die Ihnen angenehm ist. Sie werden sehen, das ist ein schönes Erlebnis. Sie können darüber nachdenken, welche Erinnerungen durch die Blau-Meditation hochgespült wurden und wie Sie das Farberlebnis beeinflussten.

Eine leicht variierende Malübung besteht aus drei Stufen:
- Versuchen Sie mit Farbmischungen (Acrylfarben) eine Farbe herauszufinden, die bei Ihnen Glücksgefühle hervorruft.
- Malen Sie nun mit dieser Farbe zuerst einen Klecks, dann eine Form, die Ihrer Meinung nach zu der Farbe passt.
- Versuchen Sie nun eine Mediation zu der Farbe: Betrachten Sie die Farbform – vielleicht zu einer ausgewählten Mediationsmusik – und beachten Sie, welche Erinnerungen aufkommen. Versuchen Sie, das Glücksgefühl immer stärker zu beleben.

Wenn Sie nun aus der Farbform ein Bild entwickeln wollen, tritt eine Schwierigkeit auf: Andere Umgebungsfarben wirken auf die Ursprungsfarben ein und verändern möglicherweise deren Ton; nicht zuletzt deswegen ist der Hobbymaler oft mit den fertigen Bildern unzufrieden (vgl. Maltipps im Kapitel 12.1).

Verzichten Sie also bitte auf andere Farben und malen Sie Ihr Bild nur in Grau, Schwarz oder Weiß weiter, dann bleibt der psychoaktive Farbfleck unverändert bestehen.

6.4 Der Farbe eine Form geben

Von Henri Matisse stammt der Ratschlag, beim Malen nicht Formen zu färben, sondern den Farben eine Form zu geben. Das soll uns Anlass sein, die Wirkung der Farben auf das Gefühl (wie es auch schon Goethe formuliert hat) zu erleben. Farberlebnisse können uns verzücken.

Große Farbflächen in der Natur können besonders starke Emotionen wachrufen, z. B. der tief-blaue Himmel, das grün-blaue Meer, das intensiv-gelbe Rapsfeld und dann wieder in einer ganz anderen Nuance die kalt-blaue Gletscherhöhle. Die blaue Grotte in Capri, das rote Abendlicht oder auch das Rot der blühenden Rose können tiefe Glücksgefühle aufrufen.

Vielleicht gibt es keine ganz eindeutige Zuordnung von Farbe und Emotion. In der Reaktion auf die Farbe mischen sich möglicherweise unsere biologisch geprägten Reaktionen mit individuellen biografischen Erfahrungen. Bei einem hellen Metallic-Blau denkt der Autor z. B. immer an sein erstes Fahrrad, das er liebte. Blau ist aber auch die Farbe des Wassers, des lebenswichtigen Elements. Wenn es vorhanden ist und gegebenenfalls blau glänzt, kann das der Grund für eine tiefe Zufriedenheit sein.

Manchmal sind es autobiografische Erinnerungen (s. o.), die sich in die emotionale Wirkung der Farbe einmischen, vielleicht gehen diese sogar so weit zurück, dass es die Farbe eines geliebten Spielzeuges ist, das noch im Erwachsenenalter eine Farbbevorzugung bewirkt. Interessant scheint in diesem Zusammenhang, dass es auch eine Farblichttherapie gibt, bei der durch die Bestrahlung mit farbigem Licht therapeutisch wirksame Effekte beim Menschen erreicht werden können.

6.5 Meditatives Formenzeichnen

Eine weitere Übung nutzt die meditative Bewegung beim Malen, um die malerische Trance zu vertiefen. Nehmen Sie sich ein Zeichenblatt im DIN A3-(wenn vorhanden im DIN A2-)Format und einen Farbstift (Ölkreide, Pastellkreide), der Ihnen gefällt. Dann zeichnen Sie eine einfache, geschlossene Form auf das Blatt: z. B. ein Oval oder einen Kreis (oder eine liegende Acht oder einen Halbmond). Diese Zeichen malen Sie nun in einer schwingenden, meditativen Bewegung immer wieder nach, ohne der Vorlage aber exakt zu folgen, sondern in immer neuen Variationen der ersten Form. Konzentrieren Sie sich nur auf das entstehende Linienbündel und versuchen Sie gar nicht, in Worten zu denken. Hierbei kann ein Mantra helfen.

7 Rituale

Durch Handeln wird eine stärkere Wirklichkeitssuggestion als bei reinen Fantasieprozessen erreicht. Die Materialisierung (das Nach-außen-Verlegen) von seelischen Zuständen und Prozessen führt diese in eine Manipulierbarkeit über (z. B. beim Malen), die sie außerhalb des Rituals nicht besitzen.

Bei einem Ritual werden oft vier Phasen unterschieden, die sich auch in den hier vorgestellten Übungen finden:
1. die Vorbereitungsphase,
2. die Symbolhandlung und Überschreitung der Schwelle,
3. die Reinigung und
4. die Feier mit der jetzigen Gemeinschaft.

7.1 Trauer und Abschiednehmen

Vorbereitungsphase

Zunächst erfolgt eine geistig-emotionale Auseinandersetzung mit dem verlorenen Objekt in Form eines „fortgesetzten Briefes". Das heißt, ein Brief wird an einigen Tagen zur jeweils gleichen Zeit fortgesetzt bearbeitet. Wenn es sich um den Verlust eines Menschen handelt, wird z. B. aufgeschrieben, was noch hätte gesagt oder getan werden sollen. Es kann Vorwürfe geben, aber natürlich ist es auch sehr befreiend, zu verzeihen. Gerade das erleichtert die endgültige Ablösung. Wenn es sich um eine Kompetenz handelt, von der Sie – vielleicht im Alter oder nach einem Unfall – Abschied nehmen müssen, sollte der Brief auch von der Trauer handeln und davon, wie es weitergeht und was vielleicht an die Stelle der verlorenen Kompetenz treten kann. Der Inhalt des Briefes bleibt natürlich allein Ihr Geheimnis. Die wichtigsten Punkte des Briefes werden dann in eine symbolische Briefform übertragen, z. B. auf die Form eines Fisches, eines Vogels oder eines Feuers. Damit wird bildhaft das nun folgende Weggeben unterstützt.

Phase der Symbolhandlung

Durch das Weggeben des Briefes wird die Ablösung vollzogen. Das Weggeben kann an einem besonderen Ort stattfinden, z. B. an einem Grab oder einem anderen Ort, der in einer Verbindung zu der verlorenen Person/Fähigkeit steht.

Es werden Gegenstände ausgesucht, die für die alte Beziehung stehen, z. B. Fotos, Geschenke, Gegenstände, die der verlorenen Person gehörten. Es kann Gegenstände geben, die aufgrund einer verlorenen Kompetenz nicht mehr gebraucht werden (die, wenn sie wertvoll sind, eventuell auch verschenkt werden können).

Dann wählen Sie eine Form des Weggebens. Der Brief und die Gegenstände können an dem geeigneten Ort verbrannt, dem Wasser übergeben oder vergraben werden. Vielleicht suchen Sie eine Musik aus, die zu der Situation passt. Wenn Sie es angemessen finden, können Sie z. B. durch Kerzen eine feierliche Atmosphäre herstellen. Eine visualisierte „Bindung" kann, wenn dies gewünscht wird, gelöst oder aber beibehalten werden. Zum Beispiel können Verstorbene noch eine Bindung als „Beschützer" aus einer anderen Welt übernehmen.

Phase der Reinigung

Nach dem Schritt des Weggebens (Überschreiten der Schwelle) folgt die Phase der Reinigung und des Neubeginns. Der Initiant legt alle Kleider ab, badet nackt – wie ein neugeborenes Kind – z. B. in einem schönen Natursee oder in einer Sauna seiner Wahl. Als Minimallösung nehmen Sie einfach ein Bad und ziehen sich – wiederum zur Symbolisierung des Neubeginns – neue Kleider an.

Phase: Feier in der jetzigen Gemeinschaft

Am selben oder am folgenden Tag organisieren Sie z. B. ein kleines Fest. Eine Minimallösung wäre ein gemütliches Essen oder ein Ausflug mit einer wichtigen Bezugsperson. Sind Sie aber alleine, können

Sie sich auch selbst ein Festessen gönnen. Zu dieser Gelegenheit könnte wieder Kontakt mit Angehörigen oder Menschen gesucht werden, mit denen man sich verbunden fühlt, die man aber lange nicht gesehen hat. Das Festessen kann in Anwesenheit „entfernter“ Freunde stattfinden, für die an einen Tisch Platzkarten gelegt werden. Es ist auf jeden Fall bedeutsam, dass man seine soziale Verbundenheit stärkt. Im Folgenden wird ein Fallbeispiel aus einer Therapiegruppe des Autors vorgestellt:

Beispiel:

In der Therapiegruppe wird das Vorgehen erklärt. Wer nicht möchte, muss nicht teilnehmen. Es soll keine Trauerstimmung vorherrschen; vielmehr erinnert der Therapeut an asiatische Trauerrituale, bei denen auch gelacht und gescherzt werden darf. Die Mehrheit der Teilnehmer nimmt nun einen Zeichenblock und zeichnet darauf die symbolische Form für einen Brief (vgl. Abb. 64). Es wird nun zirka 20 Minuten still geschrieben. Die emotionale Beteiligung ist deutlich zu sehen. Jeder schreibt für sich und muss niemandem erklären, was er geschrieben hat. Wenn alle fertig sind, geht die Gruppe gemeinsam zu einem schönen Baum in der Umgebung. Die Briefe werden in einen Pappkarton gelegt und darin verbrannt. Während die Briefe brennen, stehen die Teilnehmer darum herum, nehmen sich an den Händen und summen gemeinsam (vgl. Abb. 65). Weil in der Gruppensitzung keine Sozialpartner anwesend sind, malt jeder ein Bild, wie er in der nächsten Zeit eine kleine Begegnung oder ein kleines Fest mit einer Freundin bzw. einem Freund oder Beziehungspersonen gestalten wird.

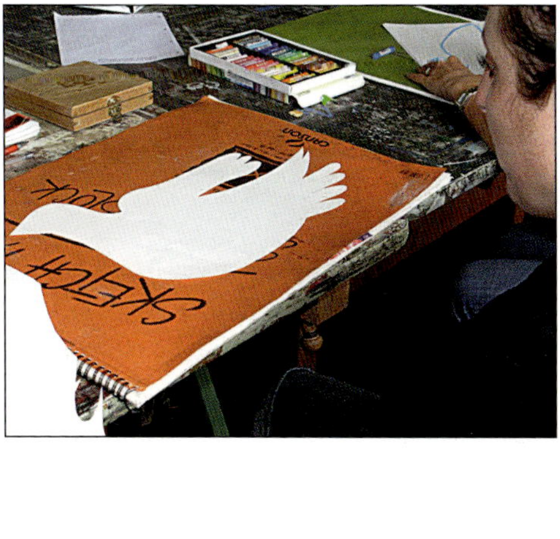

Abbildung 64: Der Abschiedsbrief ist auf eine symbolische Form gemalt. Sein Inhalt fliegt hinweg, wie ein Vogel.

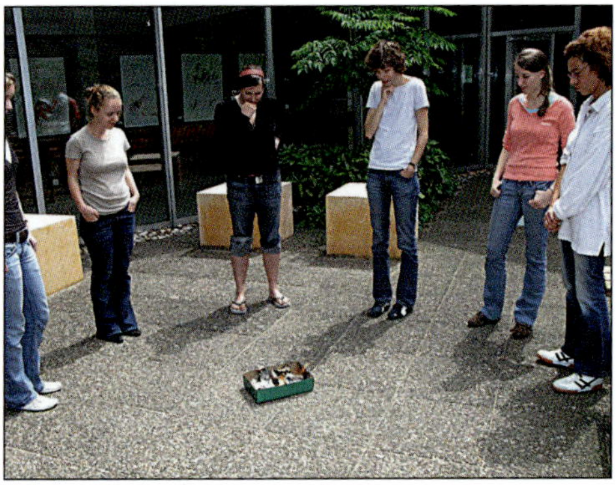

Abbildung 65: Nach dem Abschiedsritual nimmt sich die Gruppe der Studenten an der Hand. Der Einzelne gestaltet eine besondere festliche Situation mit seinen Lieben.

7.2 Glücksbringer

Eigentlich schade, dass man Hobby-Kunstwerke kaum verschenken kann. Ein Bild muss eben gefallen. Dazu gehört ganz wesentlich, dass es selbst ausgesucht ist. Mit einem unerbetenen Gemälde als Geburtstagsgeschenk anzukommen, wäre daher eher unpassend (es sei denn, man ist Picasso). In verschiedenen Anwendungsbereichen der Kunst ist das aber sehr wohl möglich: Schön und originell gestaltete Geschenkverpackungen sind z. B. eine besondere Hinwendung zum Beschenkten, aber man muss damit rechnen, dass er sie vielleicht auch nur achtlos weglegt, ohne sie vorher gebührend bewundert zu haben.

Das ist ganz anders bei selbst gestalteten Glücksbringern. Sie werden liebevoll aufgehoben und erinnern auch weiterhin an Ihren Schöpfer.

Gestaltung von Glücksbringern

Sie nehmen sich nun also vor, für eine geliebte Person einen Glücksbringer zu gestalten. Dabei verbieten sich natürlich Bilder von vierblättrigem Klee, von Marienkäfern oder Glücksschweinen, die konventionalisierte Symbole des Glücks sind. Hier sollen Sie eine eigene Glücksdefinition finden, die Sie weitergeben.

In der Runde der Therapieschüler haben wir seit Jahren immer wieder einmal darum gebeten, einen besonders glücklichen Moment des Lebens zu schildern, einen Moment, in dem man sich besonders optimistisch und zuversichtlich fühlte. Die Erlebnisse, die nun erzählt werden, sind aufschlussreich. Ja, manchmal wird auch der Urlaub erwähnt, am Strand zu liegen und nicht arbeiten zu müssen. Dahinter liegt oft das Kontrasterlebnis zum stressreichen Berufsalltag, manchmal ist es aber auch das Gefühl der Einheit mit der Natur, das in unserer künstlichen Welt eher im naturnahen Urlaub erlebbar wird. Ganz alleine inmitten der Wellen des Meeres zu segeln, macht diese Einheit – zusammen mit dem Gefühl der Kompetenz – aktuell. Meistens aber kommen ganz andere Erinnerungen auf: Erinnerungen an existenzielle Momente, wie die Geburt der Kinder, eine neue Liebe zu treffen oder von einer Erkrankung zu gesunden. Kompetenzerlebnisse werden erwähnt: Beim Bergsteigen den Anforderungen genügen zu können oder auch ein Publikum mit dem eigenen Vortrag zu faszinieren.

Und, was man zunächst nicht erwartet hätte, es werden „gute Taten“ erwähnt, die es erlauben, mit sich selbst im Einklang zu leben, etwa einem anderen Menschen in einer wichtigen Notlage geholfen zu haben, ein Tier gerettet zu haben. Diese Erlebnisse erinnern an die Suche des griechischen Herrschers nach dem glücklichsten Menschen in seinem Reich (er hatte den Verdacht, er wäre es in seinem Reichtum selbst). Nach langer Suche war es aber ein Bauer, der mit seiner Familie gerade erwirtschaften konnte, was er zum Leben brauchte.

Das Leben des glücklichen Bauern scheint gut zu Csikszentmihalyis „Flow-Erlebnis“ (2012) zu passen. Er meint damit ein Gleichgewicht von Kompetenz und Anforderungen bei der Ausübung einer Aktivität, die in ein angstfreies, glückliches Fließen des Tuns mündet, bei dem man das Verstreichen der Zeit kaum bemerkt. Der Hobbymaler oder Musiker, der Bergsteiger oder der Schachspieler kennen dieses reibungslose Fließen des Tuns (s. u.).

Haben Sie sich entschieden, welchen Aspekt des Glücks Sie visualisieren wollen, geht es um die bildhafte Umsetzung. Manches ergibt sich intuitiv während der Gestaltung, es ist aber auch gut, vorher ein Konzept zu haben. Der Autor will eine Bearbeitung schildern, die ein

Kursteilnehmer zu dieser Gelegenheit für eine Teilnehmerin namens Maria angefertigt hat. Glück, so hatte er definiert, ist Zufriedenheit mit sich selbst, das Gefühl von Sinn und moralischer Rechtfertigung.

Beispiel:

Nun hat er das Zeichenblatt zu einer Art „Buch" gefaltet und darauf geschrieben: „Warum Maria so bleiben soll, wie sie ist". Auf der ersten Innenseite hat er zehn Fächer eingeteilt: gute Eigenschaften von Maria – eine, die im Seminar zu beobachten war, hat er eingetragen: „Sie hat einen guten Humor". Die zweite Innenseite enthielt wieder zehn Fächer mit den zehn schönsten Komplimenten, die Maria je gehört hat – eins trägt er selbst schon ein: „Sie soll so bleiben, wie sie ist". Die dritte Innenseite enthält wiederum zehn Fächer, in die zehn gute Taten eingetragen werden, die Maria verübt hat. Die Rückseite ist dann ein Gutschein für zehn glückliche Ausgänge von problematischen Situationen. Von einer Studentin bekam er in diesem Seminar einen gemalten Kompass, der das Glück ausdrückte, immer die richtige Richtung zu wissen (vgl. Abb. 66).

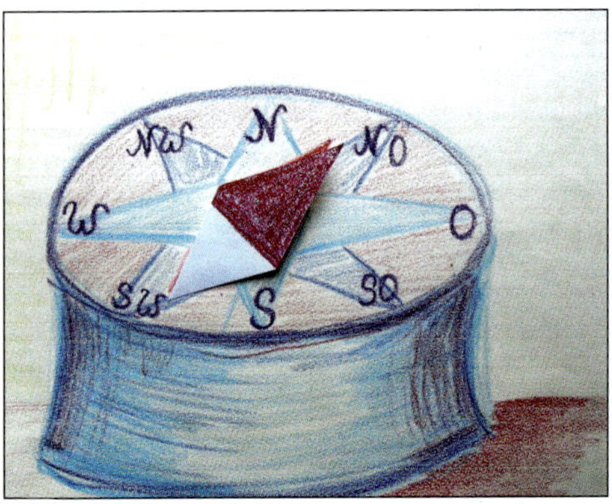

Abbildung 66: Kompass als Glücksbringer

Häufig wird von Studenten ganz intuitiv die Form des Mandalas als Glücksbringer verwendet, des Symbols der Individuation nach C. G. Jung. Damit werden oft Schutz, Besonnenheit und innere Ordnung thematisiert. Der Glücksbringer sollte dem Empfänger erklärt und dann übergeben werden: ein positives Gefühl des Schenkens und Geschenke-Empfangens entsteht.

Beispiel:

Angeregt durch die Kunsttherapie-Übung übernahm Arnulf die Aufgabe, Glücksbringer zu gestalten in sein Kunsthobby. Er wählte die Farben Grün und Gelb, die traditionell mit der Bedeutung „Hoffnung" und „Aufblühen" verbunden sind. Als Material für seinen Glücksbringer nahm er Glas, weil dies in einer Redensart in Beziehung zum Glück gebracht wird: „Glück und Glas, wie leicht bricht das". Er verleimte dann allerdings mehrere sehr dünne Glasplättchen, sodass keine Bruchgefahr mehr bestand, selbst wenn der Glücksbringer einmal zu Boden fallen sollte. Die verschiedenen Glasplättchen eines Stücks waren alle mit den gleichen Motiven bemalt, sodass das kleine Kunstwerk bildhaft die Wiederholung darstellte, eine Wiederholung, wie sie in vielen religiösen Ritualen wichtig wird, etwa in der Wiederholung des Gebetes durch die tibetische Gebetstrommel oder auch beim „Ave Maria" des katholischen Gläubigen. Die Wiederholung verstärkte die Wirkung der Beschwörung des Glücks. Die transparente Glasfarbe erlaubte es, die kleinen individuellen Varianten der Wiederholung auf den verschiedenen Schichten des Stücks zu erkennen. Die Motive waren ein Fisch, der als Bild das Auftauchen der Inhalte des Unbewussten „symbolisierte" (vgl. Abb. 67). Dies war die erste Bedingung des Glücks, nämlich Kontakt zu den eigenen Prozessen des Unbewussten herzustellen. Darunter waren zwei ineinander gelegene Schalen dargestellt, die das Göttliche, aber auch das Glück „einfangen" sollten. Ganz unten sah man eine Wellenlinie, die den ständigen Wandel von Glück und Unglück, von oben und unten zeigte und den Empfänger des Glücksbringers daran gemahnte, dass es Glück und Unglück gibt und dass beide ganz im Sinne der Zen-Philosophie zusammengehören. Im Gespräch über diese Glücksbringer überlegte er, ob das Stück, damit es auch wirklich überzeugte, in Kontakt zum Glück des Lebens gebracht werden müsste, also z. B. bei der Geburt eines Babys anwesend sein müsste oder ob eventuell ein Stück einer Spendenquittung eingeklebt werden sollte, das gespendetes Glück für minderprivilegierte Kinder dokumentierte. Weil er gerade einen Sohn bekommen hatte, klebte er zwischen die Schichten als Teil des neuen Lebens und des beginnenden Glücks einen Teil eines Baby-Haares.

Der Glücksbringer ist ein magischer Gegenstand, der die Hoffnung auf das Glück in sich trägt und zumindest so gut wie ein Placebo Zuversicht und Glückserwartung vermittelt (manche Therapeuten arbeiten auch mit Placebo-Weissagungen). Am Ende unserer Therapien haben wir den Klienten oft selbst gestaltete Glücksbringer geschenkt.

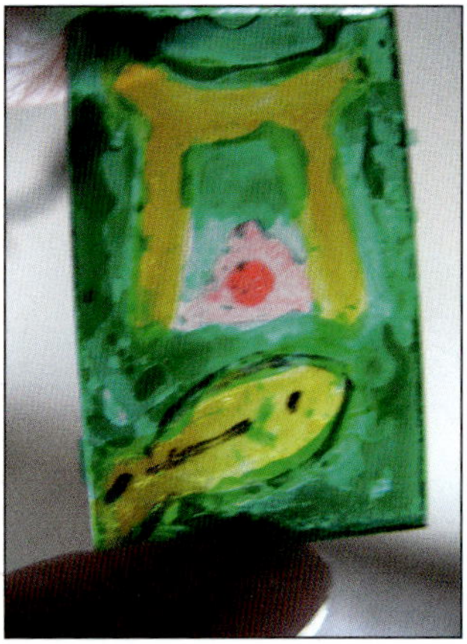

Abbildung 67: Der Glasglücksbringer zeigt einen Fisch und ein Tor, die mit Glasfarbe zwischen den Glasschichten gemalt sind.

7.3 Ein kleines Ritual für Blamagen und Niederlagen

An Ansehen zu verlieren und Blamagen zu erleiden, kann sehr schmerzhaft sein. Die Achtung anderer und damit auch die Selbstachtung werden gemindert. So passiert es, wenn man Prüfungen nicht besteht, von einem potenziellen Partner abgewiesen wird, wenn man sportliche Niederlagen erleidet oder einfach so etwas Profanes wie ein versalzenes Abendessen serviert hat. Jeder muss in seinem Leben – natürlich besonders oft in der Kindheit – vielfach solche Blamagen und Niederlagen erleiden. Der Dichter Franz Werfel schildert die Empfindungen bei einer Erinnerung daran:

> Ich bin einige Male während meines Lebens in die peinliche Lage des unfreiwilligen Komikers geraten. Wenn ich an diese Augenblicke zurückdenke – sie gehören meistens meiner Jugend an –, so tritt mir noch heute der kalte Schweiß auf die Stirn, und ich stampfe mit dem Fuß auf und presse die Augen zu und stoße sinnlose Worte der Beschämung hervor. […] Dies „Register der kleinen Blamagen", die mich zur Zielscheibe der Lächerlichkeit machten, bildet für mich eine grausamere Erinnerung als mein „Register der großen Sünden", für die mich Gott vielleicht von der „mors äterna", dem ewigen Tode einst nicht befreien wird. (Werfel, 2016, S. 146)

Manche Niederlagen – wie schlechte Prüfungsergebnisse im Abschlussexamen – können das ganze Leben überschatten. In Amerika hat man weitgehend eine optimistischere Einstellung: Man rappelt sich auf, das Leben geht weiter, man versucht es erneut oder man beginnt einfach etwas ganz anderes.

Es kann helfen zu denken, dass die Umstehenden und Mitwisser durch fremde Blamagen immer auch etwas erleichtert werden. Ihnen selbst ist es ja nicht passiert. Man kann sich Politiker zum Vorbild nehmen, die nach einer Zahl öffentlicher Blamagen völlig unbeeinflusst und selbstbewusst ihren Weg verfolgen. Jede Zeit hat ihre besonders schlimmen Beispiele: nehmen wir nur den ehemaligen SPD-Kanzlerkandidaten Steinbrück, der von der Presse gründlich demontiert wurde und schließlich das Handtuch warf.

Hier schlägt der Autor ein kleines Ritual vor, eine symbolische Handlung, die helfen soll, Niederlagen abzuschütteln (ein schönes Wort dafür ist auch „abtropfen lassen“).

Erwerben Sie ein Stehaufmännchen (das findet man z. B. in der Rubrik „Spielzeug“ bei ebay). Suchen Sie sich eines aus, das irgendwie zu Ihnen passt bzw. einen Aspekt von Ihnen ausdrückt. Vor schwierigen Situationen, in denen Sie fürchten zu versagen (etwa vor öffentlichen Vorträgen), bedienen Sie bitte Ihr Stehaufmännchen und denken innerlich: „Genauso werde auch ich mich wieder aufrichten, ganz egal, wie es ausgeht“. Nach Blamagen oder Niederlagen machen Sie es genauso und sagen innerlich: „Gleich werde ich die Blamage abschütteln und mich wieder aufrichten“.

8 Gestalten mit Ton

Was ist das Besondere an der Gestaltung mit Ton (oder anderen plastischen Materialien, wie Plastilin, Fimo etc.), das seine Eignung für therapeutische Erfahrungen ausmacht?

Lehm bzw. Ton ist in der menschlichen Kulturgeschichte ein archaisches Material. In gebrannter Form ist das Material der Menschheit bereits seit Urzeiten zu Nutze: Irdene Gefäße bewahrten und bewahren heute noch Nahrungsmittel. So ist bei der Arbeit mit Ton die Hochachtung vor dem Werkstoff mitempfunden.

Dieses Bewusstsein wird durch den historischen Bezug zu den Erfahrungen der Kindheit verdichtet. Es sind nämlich die Matsch-Erfahrungen im Kleinkindalter, die bei der Bearbeitung des weichen Tons mit den Händen mehr oder weniger bewusst aufgerufen werden: die noch ungebrochene Lust daran, im weichen Lehm zu wühlen. Die Hemmungen der Reinlichkeitserziehung hatten damals noch keine allzu tiefen Spuren hinterlassen. Nicht nur das Sehen, auch der Tastsinn sind in den Werkprozess mit plastischen Materialien einbezogen.

Dazu kommt: Eine dreidimensionale Gestaltung kann leichter gelingen als die Zeichnung: Bei der Zeichnung muss man es schaffen, eine Dimension der Wirklichkeit wegzulassen. Vielleicht ist das der Grund dafür, dass die Bildhauer immer etwas weniger angesehen waren als die Maler?

Natürlich, wie bei anderen Bildgestaltungen auch, kann im gestalteten Ergebnis Überraschendes, ja Symbolisches zutage treten. Dies umso mehr, je weniger eine gestaltende Absicht das Tun leitet.

Einfühlendes Entstehenlassen mit Ton

Man sollte auch einmal Dinge „einfach so" entstehen lassen und sich auf das Fühlen des Materials konzentrieren. Sicherlich ist es auch spannend, sich mit verbundenen Augen dem Ton zu nähern und sich selbst damit zu überraschen, was „wird". Je länger man sich mit dem Material auseinandersetzt, desto reifer und fantasievoller werden sicherlich die Ergebnisse; man beginnt bewusster zu modellieren und zu gestalten. Interessant sind die entstehenden Größenverhältnisse, die Formenvielfalt, die Oberflächengestaltung. Es geht um das Erleben des Gestaltungsprozesses. Die Gefühlslagen der Kindheit, die aufkommen, sind sozusagen die Stammzellen der Gefühlswelt, die in sich noch alle Reparaturkompetenzen tragen.

Gestaltung von Gegenständen

Neben Zufälligem können auch zielbewusst Gefäße, Figuren (Menschen, Tiere, Pflanzen) und Szenen dreidimensional entstehen (vgl. Abb. 68). Selbstgestellte Themen wie „Liebende“, „Familie“, „Freundschaft“ (vgl. Abb. 69) betonen den Beziehungsaspekt, Themen wie „Landschaft“, „Innenansicht“, „Gebäude“ etc., können Biografisches, Fantastisches oder Idyllisches entstehen lassen und verhelfen im Gegen-

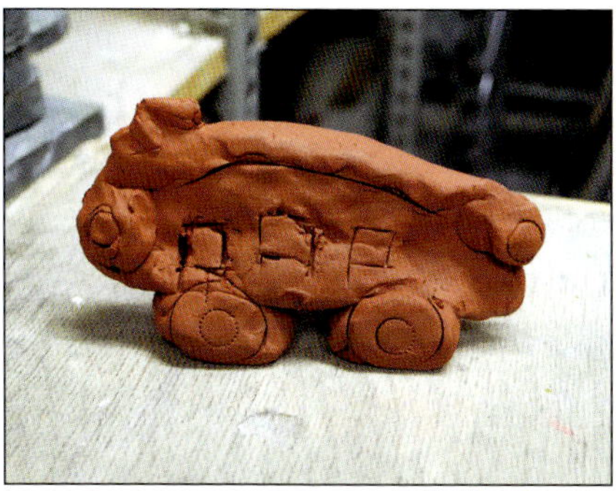

Abbildung 68: Ein kleiner Junge liebt das Gestalten von Autos.

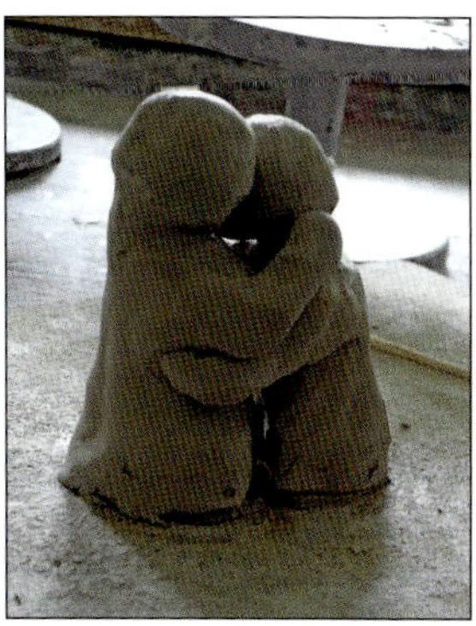

Abbildung 69: Eine junge Frau hat ihren Wunsch nach Liebe ausgedrückt.

über zur Erkenntnis und Wahrnehmungserweiterung. Auch Mandalas unterschiedlich geformter Oberflächenstrukturen können beruhigend und zentrierend wirken. Über der Grundfläche des Mandalas erhebt sich die Stupa, die sich z. B. auch mit Ton nachbauen lässt. Das gestaltete Objekt wird zum Bedeutungsträger. Was sagt es uns über eigene, vielleicht unbewusste Strebungen?

Bearbeitung von Wut

Auch Gefühle von Wut und Ärger lassen sich mittels Ton ausagieren: Da man für einen Brand normalerweise den Ton gut schlagen und klopfen muss, damit die Luftblasen entweichen können und der Ton beim Brennen nicht reißt, hat sich daraus eine Technik entwickelt, die als Wut-Übung bezeichnet wird: Man schlägt und wirft den Ton mit viel Kraft (und mit Rufen und Schreien) auf den Tisch oder auf den Boden. Die intensive Kraftanstrengung lässt die Intensität des Gefühls nachempfinden.

Beispiel:

Der 12-jährige Klaus hatte sich sehr über einen Mitschüler geärgert. Er lässt in der Therapiestunde seine Wut an einer Plastilin-Figur aus, die er mit der Faust plattklopft (vgl. Abb. 70). Danach fühlt er sich besser; er kann jetzt ganz vernünftig über die Ursachen des Konfliktes mit dem Mitschüler sprechen.

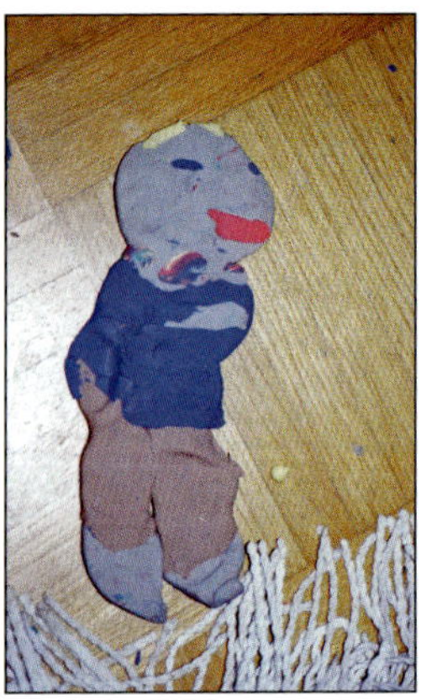

Abbildung 70: Klaus lässt seine Wut raus.

Bearbeitung von Angst

Bilder hängen an der Wand oder liegen in Mappen. Die Tonfiguren (oder Plastilin-Figuren) kann man sichtbar an viele Plätze der Wohnung stellen. Gestalten Sie das Bild einer Angst , die sie vermindern oder von der Sie sich lösen wollen (vgl. Abb. 71). Lassen Sie es eine Weile in Ihrer Nähe, im Wohnzimmer oder auf dem Nachtschränkchen stehen. Und dann, wenn Ihnen der Zeitpunkt diese Angst loszulassen richtig vorkommt, stellen Sie es an einen peripheren Platz der Wohnung, vielleicht auf den Speicher in einen Koffer oder in den Keller in eine Pappschachtel. Sagen Sie sich dabei: „Die Angst ist ganz weit weg von mir."

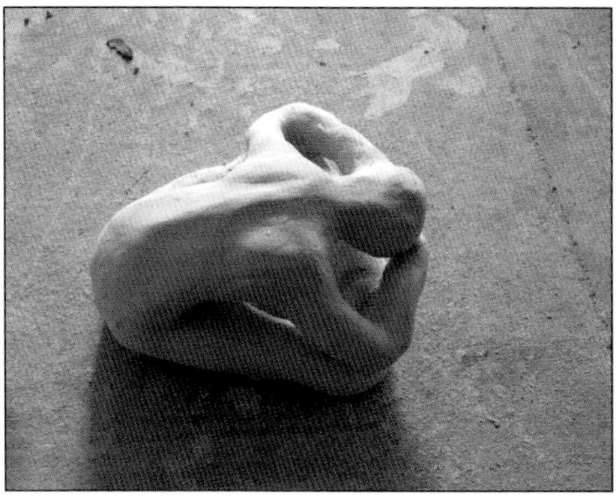

Abbildung 71: Die Angst drückt die kleine Figur nieder.

Tonarbeiten mit Partnern

Nachfolgend werden einige Anleitungen gegeben, die Sie spielerisch gemeinsam mit einem Partner oder mit Kindern unternehmen können. Es geht bei den Übungen um das Gemeinschaftserlebnis beim Gestalten mit Ton. Die Freude am gemeinsamen Tun ist das Hauptziel, die Kommunikation über das Entstandene dient dem Austauschen von individuellen Wahrnehmungen.

Ein-Minuten-Tonen. Jeder Teilnehmer bekommt einen handgroßen Klumpen Ton, den er zu einer Kugel formt und bereits leicht bearbeitet. Nach einer Minute wird diese mit dem Partner bzw. den Partnern getauscht, der bzw. die weiteres daran verändern, ohne die Arbeit des Vorgängers zu zerstören. Das Tauschen kann drei- bis viermal vorgenommen werden, danach arbeitet jeder an seiner eigenen Kugel weiter und führt die Arbeit zu Ende.

Ein kleiner Wettbewerb entsteht, wenn man sich vornimmt, in einer Minute (oder nach Absprache in zwei bis drei Minuten) ein Objekt herzustellen, z. B. ein Tier: Wer es am ehesten getroffen hat, interessiert; dazu kann man auch Punkte vergeben und nachher einen Gewinner ermitteln.

Tonen mit verbundenen Augen. Das Arbeiten mit verbundenen Augen erhöht den Reiz der Gestaltung und macht viel Spaß, hier werden zwei Möglichkeiten vorgestellt.

a) Jeder nimmt sich so viel Ton, wie er verarbeiten möchte und schließt dann die Augen, um einen Gegenstand, eine Figur herzustellen. Diese wird an den Partner weitergereicht, der sie – ebenso mit verbundenen Augen – mit den Händen abtastet und die Figur beschreibt. Nachher schauen beide, ob das Ergebnis und die Beschreibung übereinstimmen.
b) Jeder der Partner sucht – ohne dass der andere es sehen kann – einen handgroßen Gegenstand aus einer Kiste (die Kiste sollte reichlich mit unterschiedlichen Dingen gefüllt sein), den der dem anderen übergibt: Dieser soll in seiner Form und Größe in Ton nachgestaltet werden. Nachher wird geschaut, welcher der beiden den Gegenstand am ehesten getroffen hat.
   Dieses Spiel lässt sich auch mit interessant geformten Steinen, Astformen oder mit außergewöhnlich geformten Kartoffeln etc. vornehmen: Die vorgefundene Form soll so gut es geht nachgebildet werden.

Gemeinschaftsarbeit mit Ton. Ton-Arbeiten zu einem Thema erfordern immer genaue Absprachen. So lassen sich Dinge direkt gemeinsam herstellen oder nachher in Teilen zusammensetzen. Das Material darf aber nicht austrocknen und sollte durch Abdecken oder häufiges Verwenden von Wasser geschmeidig gehalten werden.

Es ist möglich, dass die Beteiligten gemeinsam *spontan ohne Thema* auf einer zuvor bestimmten Grundplatte (ausgewalzte Tonplatte auf einem

Holzbrett*) oder zu einem zuvor gewählten Thema* arbeiten (z. B. „Wohlfühl-Ort“, „Schöne Landschaft“, „Mein Lieblingszimmer“, „Meine Freunde“ etc.).

Während bei der ersten Methode die Überraschung und der Prozess des Gestaltens im Vordergrund stehen (das Ergebnis kann abstrakt und formenreich, aber auch eine Szenerie sein), so geht es bei der thematischen Themenwahl um die Herausforderung von sozialer Kompetenz: Es geht um notwendige Absprachen beim Vorgehen, im Einlenken und Abweichen von den eigenen Zielen, um gemeinsam mit dem Partner zu einem ästhetisch schönen und für beide Beteiligten annehmbaren Ziel zu kommen.

Szenerien zu einem vorgegebenen Thema können sein: „Gemeinsame Insel“, „Zoo“, „Zirkus“, „Märchenszene (Märchen soll abgesprochen werden)“, „Bauernhof“, „Hofstaat“, „Rittersaal“, „Monsterclub“, „Leben auf dem Mond“, „Versunkene Stadt“ etc. Hierzu können nach der Fertigstellung Geschichten ausgedacht, (weiter-)gesponnen und Dialoge erfunden werden (vgl. Abb. 72).

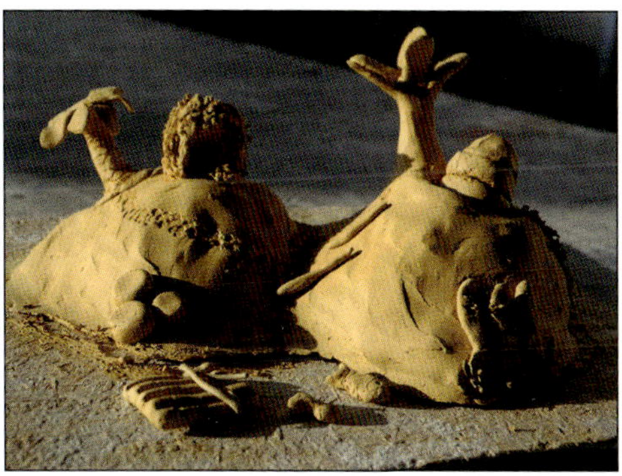

Abbildung 72: Insellandschaft aus Ton

Möglich ist auch das gemeinsame Arbeiten an einer Plastik, bei der die Einzelteile zusammengefügt werden: Thema „Riesentier“, „Arche Noah“, „Griechischer Tempel“ etc.

9 Gestalten von Masken

Die Maske spielt in den Riten und Bräuchen vieler Eingeborenen noch heute eine besondere Rolle. Als Medium zwischen dem Reich der Götter und der Menschen gibt sie Ausdruck für nicht Fassbares, für Göttliches, Dämonisches und Menschliches zugleich.

Im antiken Theater ist es die Maske, durch welche die Person ihren Charakter gewinnt. Die Maske wirkt aber nicht nur auf das Gegenüber, sondern aktualisiert Persönlichkeitsanteile im Maskenträger. Dies können Sie nutzen, wenn Sie selbst eine Maske gestalten und sich unter der Maske verwandeln. So imaginiert sich der verkleidete Indianer im Karneval in die Rolle des tapferen Kämpfers, der maskierte venezianische Kaufmann erlebt die Grandezza der rauschenden Renaissance-Feste. Gestalten Sie also eine Maske, deren Ausdruck Sie fasziniert. Setzen Sie sich vor einen Spiegel und sprechen Sie vielleicht einen kleinen Monolog in der Rolle der Maske. Diese Maske kann natürlich auch als Karnevalsmaske Verwendung finden.

Masken lassen sich aus Papier herstellen (es gibt in Bastelläden dazu auch vorgefertigte Schablonen), oder aus Gips oder aus Ton formen (vgl. Abb. 73). Letztere sind aufgrund ihres Gewichts aber nicht mehr für das Benutzen, eher für das Anschauen gedacht.

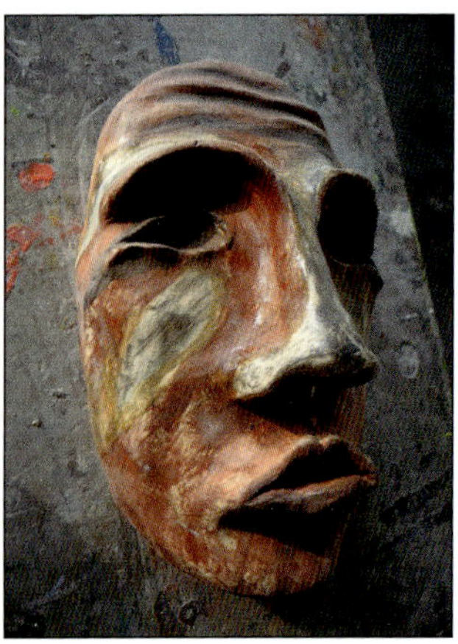

Abbildung 73: Maske aus Ton

Papiertüten-Masken

Weiße oder farbige große Papiertüten (ohne Aufdruck) werden (Henkel und Öffnung zeigen zum Hals) beliebig bemalt und beklebt: es können Tiere, Menschen, „Typen“ jeglicher Art entstehen. Je nach Größe der Tüte müssen noch Öffnungen für die Arme vorgesehen werden, auch braucht es Atemöffnungen, sowie Öffnungen für die Augen.

Augen-und Gesichtsmasken aus Gips

Gipsbinden aus der Apotheke oder aus einem Bastelgeschäft eignen sich zum Maskenbau besonders: Sie lassen sich leicht formen und trocknen in einer knappen Stunde bereits so an, dass man sie weiterverarbeiten und bemalen kann.

Pro Maske benötigt man etwa zwei Gipsbinden (ca. 8 cm breit), Vaseline oder eine andere Fettcreme (falls die Maske direkt am Gesicht abgenommen werden soll; Küchenpapier als Zwischenlage zwischen eingecremter Haut und Gipsbinden-Lagen), eine Schere, eine Schale mit handwarmem Wasser und eine Kleidung, die Flecken verträgt (Gipsrückstände verschwinden beim Waschen in der Regel).

Man kann die Maske einfach so formen oder sie sich gegenseitig abnehmen, alleine sollte diese Methode auf gar keinen Fall durchgeführt werden. Zwischen den Partnern sollte ein gewisses Vertrauen herrschen und es sollten keine Berührungsängste auf beiden Seiten vorliegen; man sollte Zeichen verabreden, die einen Abbruch der Aktion jederzeit möglich machen.

Es ist unbedingt erforderlich, dass Augen und Nase beim Auflegen der Gipsstücke ausgespart werden. Vorbereitet werden Gipsbinden-Abschnitte von ca. 5 cm Länge, das Gesicht wird dick eingecremt und eine Lage aus Küchenpapier aufgebracht. Dann werden zwei bis drei Lagen Gipsbinden aufgelegt, die zuvor durch warmes Wasser gezogen wurden. Die Gipsbinden-Stücke werden feucht verstrichen, damit keine Unebenheiten entstehen können.

Berührungsfest (bei leichter Wärmeentwicklung) ist die Maske bereits nach 10 bis 15 Minuten, abgenommen werden sollte sie nach ca. 25 bis 30 Minuten, damit sie nicht zerbricht. Zunächst sollte die Haut gründlich gereinigt und auch noch einmal gecremt werden, ehe man sich der Weiterbearbeitung der Maske zuwendet.

Themenvorschläge:
- Die Elemente: Erde, Wasser, Feuer, Luft,
- Die Jahreszeiten: Frühling, Sommer, Herbst, Winter,
- Die Nacht, der Tag,
- Tiermasken,
- Monstermasken,
- Rittermasken,
- Fantasiemasken,
- Typen-Masken: Langweiler, Besserwisser, Hochnäsiger,
- Berufe-Masken: Musiker, Lehrer, Tänzer, Gemüseverkäufer.

Spielvorschläge nach der Fertigstellung der Masken: Masken eignen sich zum *pantomimischen Bewegungsspiel* (es sind nur Bewegungen erlaubt, gesprochen wird nicht); man kann auch ein *Spielstück* (mit und ohne Sprache, vielleicht auch nur mit Erzähler, der am Rand steht) verabreden oder einen *Maskentanz* aufführen. Ein großer Spiegel kann die Bewegungsabläufe bei der Einstudierung korrigieren helfen und Fotoaufnahmen bei der Aufführung die Szenen festhalten.

10 Gestalten mit Sand

Das Arbeiten mit Sand hat sich in der Psychotherapie bereits vielfältig bewährt. Carl Gustav Jung (1875–1961) entdeckte die therapeutische Wirkung des Sandspiels beim Bau von Wasserlabyrinthen an seinem Haus am Zürichsee. Dora M. Kalff (1904–1990) begründete u. a. auf der Grundlage von Jungs Theorie eine Sandspieltherapie (Kalff, 2017; siehe auch Gontard, 2007).

Bei Spielen mit Sand denken wir zuerst an besonders unbeschwerte Kindheitstätigkeiten im Sandkasten zu Hause, auf dem Spielplatz und am Strand. Aber warum waren sie so „unbeschwert"? Der weiche Sand erlaubt es hinzufallen, ohne sich zu verletzten, man darf auch hinfallen und darin toben, ohne Angst vor Verschmutzungen zu haben, und man darf mit ihm bauen und formen, ohne etwas zu zerstören. Barfuß und leicht bekleidet legen die Kinder lästige Kulturbeschränkungen ab, die Eltern brauchen keine Grenzen zu setzen. Vielleicht fahren deshalb Familien mit Kleinkindern bevorzugt an Ost- und Nordseestrände. In anderen Lebenssituationen sind Verbote und Begrenzungen des kindlichen Handelns dagegen drückend häufig.

Wenn – wie am Strand – Wasser dazukommt, verstärkt dies das Sandglück noch. Die Gegenwart des Wassers als Überlebenswichtiges beruhigt und erfreut. Kinder entdecken Wasser und lieben es, manchmal zum Missfallen der Eltern, in Wasserpfützen zu patschen: auch das ist am Strand erlaubt.

So assoziiert man zum Material Sand bis ins Erwachsenenalter Grenzenlosigkeit, Unbeschwertheit und Freiheit. Dies wollen wir hier für Gestaltungsübungen nutzen. Andere Räume, die seelische Prozesse in Schwingungen bringen wollen, nutzen ebenfalls den Sand: In Köln gibt es z. B. eine Sand-Kapelle im Keller der Evangelischen Studentengemeinde, in der Gottesdienste stattfinden. Dieser Raum lädt außerhalb dieser Zeiten zum Meditieren ein; hier kann und darf man mit nackten Füssen – wie am Strand im Urlaub – im trockenen Sand wühlen.

Diese Freiheit im Sand ist auch eine Freiheit weit weg von Leistungszwängen; so wollen wir mit den Sandübungen auch etwas anbieten, was ohne große Anstrengungen gelingt.

Sand hat je nach Ursprungsort unterschiedliche Farben und lässt sich bei Ausflügen sammeln. Will man es einfacher haben, so kann man in der Tierhandlung Vogelsand kaufen oder beim Hobbymarkt Spielsand mit feiner Körnung. Inzwischen bietet der Künstlerfachmarkt auch formbaren Sand an (vgl. z. B. Boesner: Kinetic Sand). Dieser fühlt sich an wie feuchter Sand, ist jedoch einfacher zu bearbeiten, da er nicht krümelt, sich nicht verteilt, klebt und sich kneten lässt. Die erzeugten Formen werden beibehalten bis er erneut berührt wird.

Sand lässt sich aber auch ohne Probleme in unterschiedlichen Farben einfärben, um ihn danach zu verarbeiten: Wasserlösliche Batik-Farben eignen sich gut (Farbpulver wird mit der Hälfte der Wassermenge angerührt und der Sand hinzugefügt, bis das Wasser aufgenommen ist; zum Trocknen in die Sonne auf einer ebenen Unterlage/Plastikfolie auslegen).

Sandskulpturen formen

Arbeit mit Sand erfordert immer Körpereinsatz und volle Konzentration. Im feuchten Sand, besser als im trockenen Sand, kann man Spuren, Körperabdrücke oder gezeichnete Linien und Bilder hinterlassen, variierende Oberflächenstrukturen anlegen und selbst Sandskulpturen in Reliefmanier oder besser noch dreidimensionale Skulpturen bauen (vgl. Abb. 74).

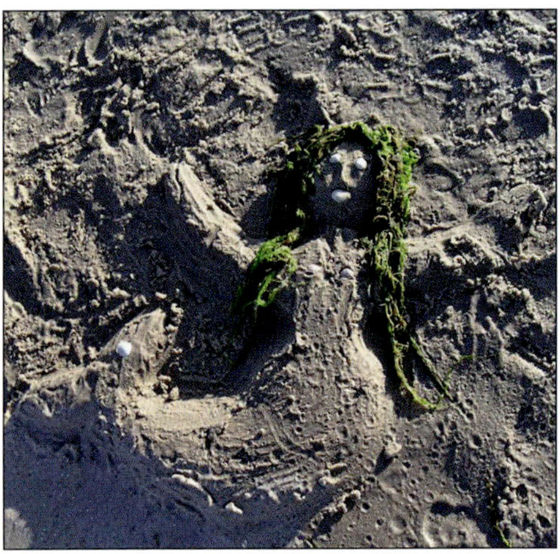

Abbildung 74: Am Strand ist eine Meerjungfrau entstanden.

Sind Sie wütend, so formen Sie mit dem angefeuchteten Sand wie die Kinder „Kuchen“, die Sie über die Fläche verteilen und zerstören Sie Ihre Form mutwillig wieder.

Sandmalerei

Sand-Mandalas haben eine sehr lange Tradition in Asien: Hinduistische und auch buddhistische Mönche arbeiten oft wochenlang an solchen Mandalas. Der in sehr starken Farben eingefärbte Sand wird mit feinen Werkzeugen in das sehr kunstvolle Bild lose eingebracht, der Sand wird nicht verklebt. Was westliche Menschen oft nicht nachvollziehen können ist, dass diese mühsam entstandenen, sehr kunstvollen Bilder nachher wieder weggewischt werden, um an die Vergänglichkeit des Lebens und das Entbehrliche der materiellen Welt zu erinnern (vgl. Abb. 75).

Für gemeinsame Sandmalereien kann man den Sand auch streuen. Zum Beispiel rieselt man den Sand gleichmäßig deckend auf ein einfarbiges großes Tonpapier und zieht mit spitzen Werkzeugen Muster hinein (vgl. Abb. 76), sodass der farbige Untergrund durchscheint. Hier kann man Jugendstilmuster oder Teppichmuster als Vorlage nehmen, aber auch die Fantasie frei spielen lassen. Regelmäßige Wellen-, aber auch Spiralformen vermitteln beruhigende, harmonische Bilder.

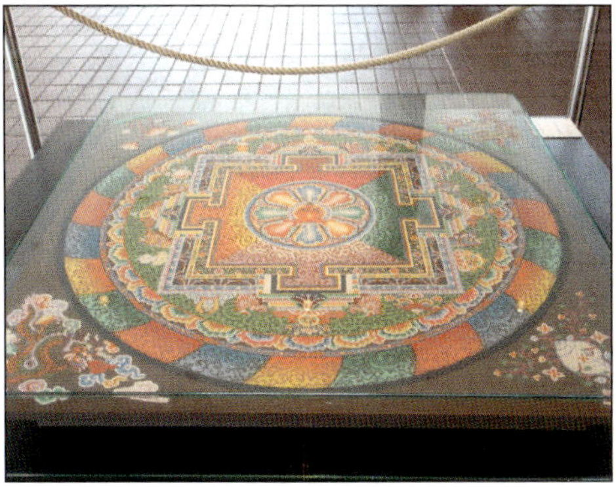

Abbildung 75: In tagelanger Arbeit ist ein Sandmandala von Mönchen im Ostasiatischen Museum in Köln entstanden.

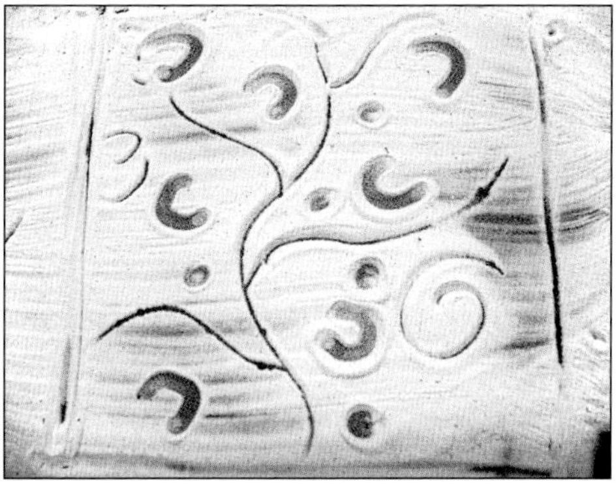

Abbildung 76: Ein schönes Muster wurde in den Sand gezeichnet.

Die Sandspur (eingefärbter Sand ist sehr reizvoll) kann auch auf vorher gelegten Klebespuren befestigt werden, die mit gemalten Farben zu Musterbildern oder gegenständlichen Bildern ergänzt werden können. Sehr effektvoll sind auch Bilder mit Acrylfarbe, die z. B. auf Leinwand oder eine dicke Malpappe gespachtelt werden, und der man als Effektmasse zuvor Sand beimischt.

Zen-Gärtchen

Vielleicht haben Sie es auch schon einmal in Prospekten entdeckt: Da wird ein hochwertiger Edelstahl-Schreibtisch-Zen-Garten mit Holzwerkzeug und feinstem Sand für teures Geld an Manager verkauft. Um dem täglichen Stress einmal ausweichen zu können, sollen Muster und Bewegungen im trockenen Sand entstehen. Ablenkung und Entspannung in der Mini-Gestaltungspause wird vielversprechend angepriesen.

So etwas können Sie auch preiswert sehr leicht selbst herstellen: Entweder Sie finden auf dem Sperrmüll nicht zu große Schubladen zum Füllen mit Sand oder Sie verwenden tiefe Backbleche oder Tabletts für diesen Zweck. Feiner Sand wird fünf bis sieben cm hoch eingefüllt und Gabeln und Kämme oder gezackte und glatte Spachtel werden zu Ihrem Werkzeug. Eine Wassersprühflasche ermöglicht es Ihnen, die Oberfläche ein wenig zu befeuchten, dann nimmt der Sand noch leichter die Muster auf. Gestalten Sie z. B. in Ihrem Zen-Garten auch durch Verschütten und Schieben des Sandes eine Traumlandschaft.

Sandspiel als Geschichtenanlass

Wenn Sie alleine oder mit Kindern im Sand spielen, können Sie dazu kleine Plastik-Spielfiguren verwenden (Schleich-Figuren, Innenleben von Überraschungseiern, kleines Spielzeug; vgl. Abb. 77).

Es geht darum, dass mit den Figuren unterstützt, Geschichten spontan erfunden und szenisch im Sand dargestellt werden (man kann alltägliche Geschichten, Geschichten im Weltall, unter der Meeresoberfläche, in der Höhle u.Ä. erfinden). Oder Sie gestalten die Szene einer Traumlandschaft: Können Sie einen Wunschtraum in der Szene entdecken? Das Ziel ist der Prozess, nicht das Ergebnis. Wenn es Ihnen besonders gefällt, machen Sie ein Foto.

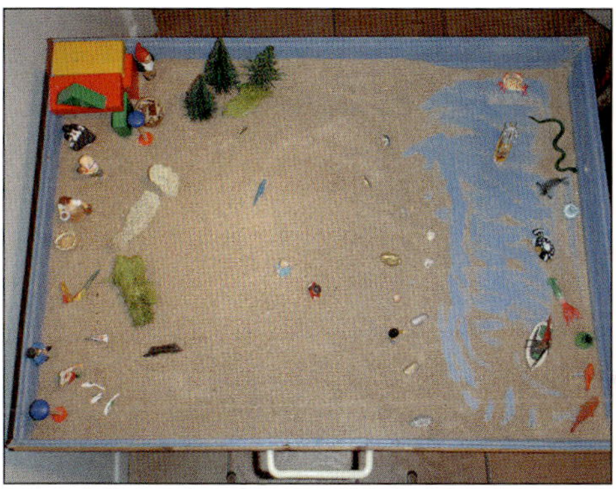

Abbildung 77: Ein Sandbild ist entstanden, das zum Weiterspielen und Geschichtenerzählen auffordert.

11 Kunsttherapeutische Übungen mit Kindern

Einige der bis hier bereits beschriebenen Übungen eignen sich natürlich auch für die Arbeit mit Kindern. Nachfolgend wollen wir Anregungen geben, die zu Freude und Zufriedenheit bei gemeinsamen Unternehmungen anleiten. Zum therapeutischen Wert kommen hier auch pädagogische Gesichtspunkte, wie der Umgang mit Naturmaterialien, die Bewegung im Freien und die Schulung der Kreativität hinzu.

Das Zeichnen und Malen der Kinder hatte schon immer seinen therapeutischen Wert. Wenn die Kinder Themen frei wählen können, was ja meist der Fall ist, zeichnen sie Gegenstände ihrer Sehnsucht: Jungen zeichnen Möglichkeiten der Kraft und Machtausübung, etwa Kriegsgerät oder Ritter oder mächtige Tiere etc., während Mädchen häufig Themen der Sicherheit und des sozialen Zusammenhaltes wählen, z. B. das Kind im blumengeschmückten Garten nahe des Hauses etc. So kommen sie – um mit Freud zu sprechen – zu einer Fantasiebefriedigung ihrer manchmal unerfüllbaren Wünsche, die es leichter macht, die kindlich „ohnmächtige" Gegenwartslage zu ertragen. Sie können auch Wut und Traurigkeit in ihren Bildern verarbeiten, ganz so, wie wir es hier in verschiedenen Übungen vorgeschlagen haben.

Zeichnen und Malen sind die einzigen Tätigkeiten, in denen auch kleine Kinder etwas schaffen, was die Erwachsenen wirklich bewundern. So eignen sich die Kinderzeichnungen als Geschenk zu Geburtstagen und für geliebte Personen. Die Kinder können stolz auf ihre Leistung sein (Abwertungen der kindlichen Werke allerdings können auch zu einem völligen Rückzug von dieser wohltuenden Tätigkeit führen).

Das Zeichnen selbst führt zu einem selbstvergessenen Zustand des Glücks, der wiederum zum seelischen Wohlbefinden beiträgt.

In aller Regel malen die Kinder für sich und sind so abgelenkt, dass sie auch für die Dauer dieser Tätigkeit allein sein wollen (Die Dauer des Malens eines Werkes soll man nicht überschätzen, so eine Zeichnung kann in 5 Minuten fertig sein). Dennoch ist es für Kinder schön und heilsam, die wohlwollende Aufmerksamkeit eines Erwachsenen zu erleben.

Das gemeinsame Tun verbindet, schafft Nähe, macht deutlich, wo Grenzen sind und auch, wie diese überwunden werden können. Selbsterkenntnis – und Fremderkenntnis – werden gefördert. Die Übung von sozialem Miteinander – mit gemeinsam aufzustellenden Regeln und Verhaltenswünschen – wird forciert.

Manche der hier erwähnten Mal- und Gestaltungsübungen eignen sich auch für Erwachsene. Hier gibt es keine Grenzen. Man kann aufgreifen, was attraktiv erscheint.

Beim Malen und Gestalten zu Zweit ist das Besondere, auch einmal völlig ohne Worte auskommen zu können. Man agiert beim Malen nonverbal mit Linien, Formen und Farben, mit Maltempo und -duktus. Es kommt dabei zu einem simultanen oder synchronen „Gespräch“ mit bildnerischen Mitteln. Grenzen und Potenziale der Beteiligten, aber auch Entwicklungspotenziale werden deutlich. Das gemeinsame Gestalten wird häufig vom zur Verfügung stehenden Material geleitet, das fordert alle Beteiligten gleichermaßen heraus.

Bei inszenierten Spielen zu Zweit ist natürlich der Spracheinsatz gefragt (Masken-, Puppen- und Märchenspiele), oder bei Musik-, Tanz- und Bewegungsspielen kommen Körper- und Musikinstrumente, Hintergrundmusik und choreografische Absprachen zum Einsatz.

11.1 Kreative Projekte – Draußen in der Natur

Gemeinsame Aktivitäten im Freien sind ideal für Kinder: Kinder dürfen hier viel unbeschwerter Materialien aufgreifen, sich auch mal dreckig machen, toben und schreien, die Aktivitäten im Freien sind also ganz besonders unbelastet von Korrekturen und Disziplinierungen.

Anregungen zu kreativen Projekten im Freien können bei Künstlern gefunden werden, die Ende der 1960er Jahre dem Museumsbetrieb einen gesellschaftskritischen Gegenpol setzen wollten, indem sie ihre Kunstwerke nur in der Natur errichteten. Sie können über das Internet ja einmal zu den Namen der Künstler recherchieren (vielleicht gemeinsam mit den Kindern) und über die Bildersuche deren Kunstwerke anschauen.

Bei den Landartkünstlern sind es besonders die Arbeiten von Andy Goldsworthy (geb. 1956), die viele Anregungen für Kunstprojekte in der freien Natur liefern. Denn er nutzte immer nur vor Ort gefundene Naturmaterialien, die er in seine (vergänglichen) Kunstwerke einbaute: Dabei ordnete er neu, meist ungewöhnlich, und dokumentierte seine Werke fotografisch. Man kennt von ihm Kunstwerke, in denen er bewusst mit Formen spielte: Es kommen überdimensionale kreisförmige, quadratische, spiralige und lineare Anordnungen vor. Aber auch die Materialien der Natur inspirierten ihn zu interessanten, oft überraschenden Kunstwerken.

Die Künstlerin Christiane Löhr (geb. 1965) dagegen streifte durch die Natur und sammelte Samen und Naturmaterialien, die sie zu Hause zu filigranen Kunstwerken und Objekten zusammensetzte, die wiederum Platz in Museen und Ausstellungen fanden: Löwenzahn-Samen-Kissen, Hirtentäschel-Samen-Vorhänge, Distel-Früchte-Vasen etc.: Es tun sich sehr anregende, neue Wahrnehmungswelten auf.

Neben dem Herstellen von kleinen Kunstwerken mit Naturmaterialien ist es zu empfehlen, zur nachhaltigen Erinnerung an die erfreuliche gemeinsame Tätigkeit Fotos von den Ergebnissen zu schießen, die dann z. B. an der Familien-Pinnwand, im Arbeitszimmer der Eltern oder im Spielzimmer der Kinder einen besonderen Platz bekommen und für alle Beteiligten dokumentieren: „Das haben WIR gemacht, und wir hatten Freude daran!“

Außenaktivität – Formen herstellen

Der Kreis und die Kugel. Kreisformen finden sich in der Natur mannigfaltig: Da sind es Blüten und Nester, da sind es Früchte und Steine, welche – ähnlich den kugelförmigen Gestirnen wie Mond und Sonne

– die Menschen faszinieren. Auch der Wurf eines Steines in ein stilles Wasser fördert konzentrische Kreise hervor.

Blüten und Blätter lassen sich ideal in Kreisformen oder Mandalas anordnen (vgl. Abb. 78 und 79). Auch kann man Tannenzapfen, Moos und Steine, Äste und Blätter in Kreisen legen oder Steine in bunte Herbstblätter wickeln und als farbige Bildpunkte in einfarbige Umgebungen unterbringen, nicht nur in Fuß-, sondern auch in Augenhöhe, damit andere – z. B. vorbeikommende Wanderer – diese zufällig entdecken können.

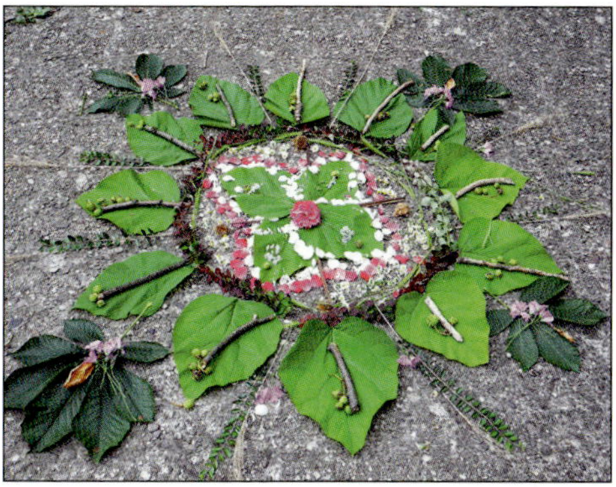

Abbildung 78: Aus Blättern und Blüten entsteht ein Mandala.

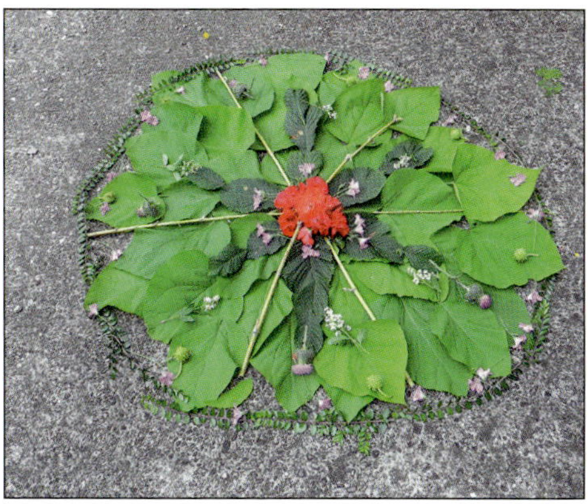

Abbildung 79: Mandala überwiegend aus Blättern entstanden.

Die Spirale. Versteinerungen von Ammoniten zeigen interessante Spiralformen, die sich auch in Wasserstrudeln, jungen Farnblättern, Wolkenwirbeln und in den verschiedenen Schneckenhäusern und Meeresmuscheln wiederfinden. Von innen nach außen geht die Bewegung und lässt sich immer weiter entwickeln.

Naturmaterialien lassen sich ebenso fein säuberlich in Spiralen legen, in kleine und große oder in immer größer werdende (vgl. Abb. 80). Besonders reizvoll wird die Spirale, wenn sie nur aus einem Material hergestellt wird und sich von der Umgebungsfarbe abhebt: Grüne junge Blätter auf brauner Erde, Löwenzahnblüten auf grüner Wiese ziehen die Blicke auf sich.

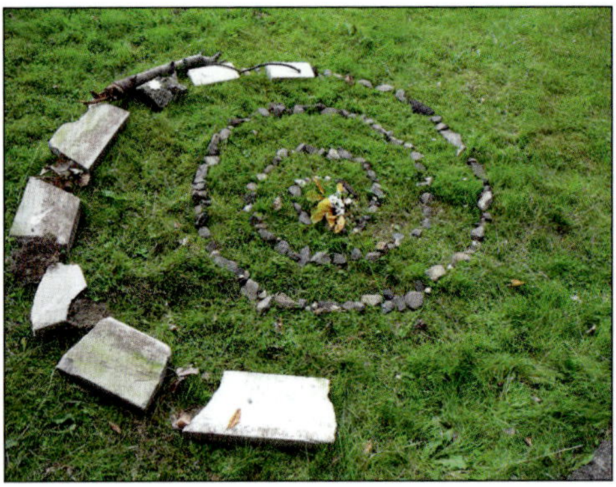

Abbildung 80: Studierende haben Steine zu einer Spirale gelegt.

Das Quadrat. Auch wenn das Quadrat in der Natur in seiner reinen Form nur selten vorkommt, es spiegelt vielmehr die Ausschau der Menschen nach einer objektiv reinen Form, die als außerordentlich „schön" in der Antike angesehen wurde. Quadratische Formen fallen aber – fügt man sie hinzu – in der Natur besonders auf: Blätter lassen sich als Quadrate mit ihren Stielen als Gitter zusammensetzen und z. B. in das Geäst von Sträuchern am Wegrand oder sichtbar in Bäume hängen, Steine und Waldfrüchte in quadratischen „Platten" verlegen oder sogar – bei flachen Steinen geht das besonders gut – als Würfel dreidimensional aufschichten (z. B. wenn man sich an einem Fluss befindet).

Die Linie. Linien können mit dem Stock gezeichnet oder mit Materialien gelegt werden als gerade, unterbrochene, Schlangen- oder Zickzacklinie, waagerechte, senkrechte, Blüten-, Wurzel-, Stein- und Stocklinie etc.

Außenaktivität – Naturmaterialien künstlerisch nutzen

Steine. Sie erinnern sich: Steine wurden von Ihnen in der Kinderzeit intensiv betrachtet, befühlt und für zu Hause gesammelt. Steine sind unterschiedlich beschaffen, haben vielfältige Farben und Formen und eignen sich besonders, diese zu Mustern, Reihen, Linien und Formen zu sortieren. Aber auch in die dritte Dimension ist ein Auftürmen oder Bauen möglich: Man baut Türme, Wälle und Höhlen. Besonders reizvoll ist das Anlegen von Spiralen und Labyrinthen, dazu sollte man vielleicht Vorlagen benutzen. Diese Aktivität lässt sich auch mit mehreren Personen und Kindern umsetzen.

Blüten, Früchte und Blätter. Formen und Linien lassen sich mit Blüten, Früchten und Blättern legen (man legt z. B. Astlöcher oder Aststrukturen nach, folgt Pfützenlinien, lässt Tiere und Waldschrate entstehen). Aber auch Objekte können entstehen, indem man im Herbst beispielsweise Blätter auf lange Äste aufspießt und diese waagerecht in das Astwerk hängt, Leiterstrukturen mit Fundmaterial in Bäumen anbringt, Blättergirlanden aufhängt, Vorhänge aus Blättern anfertigt und aufhängt u. v. m.

Schnee und Eis. Gerade in der unwirtlichsten Jahreszeit bieten Schnee und Eis genügend Anlass für einen Aufenthalt im Freien, um damit künstlerisch aktiv zu werden. Schnee lässt sich vielfältig formen, aber auch Schneebälle lassen sich zu Skulpturen, Wänden und Mauern aufbauen (man baut eben nicht den altbekannten Schneemann). Eis aus Pfützen lässt sich zerschlagen und neu ordnen, oder gar Wasser über Nacht in Formen gefrieren, wie z. B. in Blech-Kuchenformen (Glas eignet sich nicht), deren Eisplatten dann angeordnet werden können, oder in die man zuvor Fundgegenstände wie Blätter, Steine und Blüten etc., Mandala-artig anordnet. Auch Eis-Baumschmuck mit zuvor eingebrachten Schnüren zum Aufhängen lässt sich auf diese Weise herstellen, der Fantasie sind keine Grenzen gesetzt. Warum nicht mal eine Winter-Wunderwelt im eigenen Garten schaffen? Wunderschöne Kunstwerke liefern auch gefrorene Seifenblasen: Voraussetzungen und Anregungen zur Rezeptur lassen sich im Internet finden.

Innenaktivität – Naturmaterialien künstlerisch gestalten

Ist es für gemeinsame Aktivitäten draußen zu unwirtlich, kann man auch drinnen mit Fundmaterial künstlerisch tätig werden. Ähnlich der Gemälde von Giuseppe Arcimboldo (1526–1593) lassen sich z. B. Portraits aus verschiedenen Materialien legen und diese gegebenenfalls mimisch verändern (vgl. Abb. 81 und 82).

Wie man es in Werken der Künstlerin Christiane Löhr sieht (geb. 1965), kann man auch mit den gefundenen Materialien eigene dreidimensio-

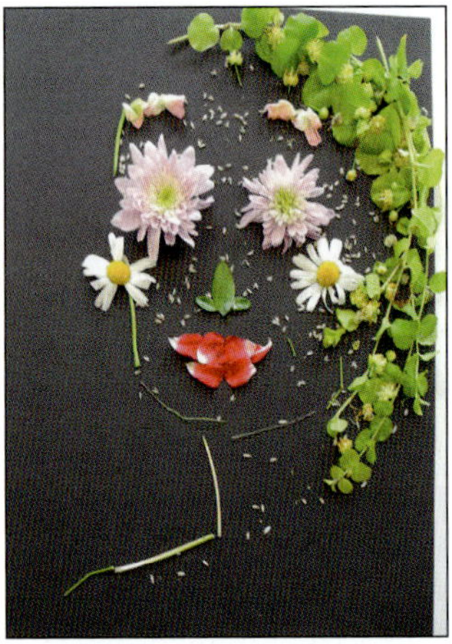

Abbildung 81: Die Blüten verleihen dem entstandenen Portrait Anmut.

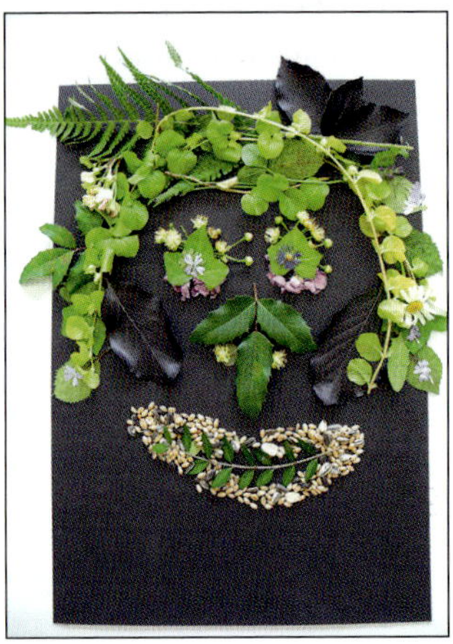

Abbildung 82: Das Gesicht wirkt männlich.

nale Kunstwerke herstellen (vgl. Bilder im Internet). Auch das Bemalen mit Acrylfarben und anschließendem Lackieren ist möglich: Steine lassen sich mit Mustern bemalen (und dann mit Kleber zusammenfügen), Äste abschmirgeln und bemalen oder mit Wolle und Schnüren umwickeln und miteinander verbinden, Äste und Baumteile (z. B. Treibgut, gefunden an Flüssen und Bachläufen) mit Wachs bearbeiten, färben und zu Skulpturen zusammenfügen (z. B. befestigt auf Ytong-Steinen oder an Skulpturenständern).

Einfacher sind zweidimensionale Gestaltungen. Die mitgebrachten Naturmaterialien, wie Rindenstücke, filigrane Äste, getrocknete Blätter und Früchte oder Samenteile, Sand und flache Steine, werden in Collagen-Bilder (dickes Papier oder Pappe stellt den Untergrund dar) eingefügt. Dies kann alleine, aber auch in Kombination mit gemalter Farbe geschehen; auch das zusätzliche Kombinieren mit verschiedenfarbigen Seidenpapieren, Stoffen und Transparentpapieren erhöht den optischen Reiz.

Für diese Art des Collagierens ist ein wenig Erfahrung, Ausdauer, aber auch das richtige Material hilfreich: Für Sandspuren oder Sandfelder lassen sich mit normalem Alleskleber zuvor Klebespuren anlegen, auf die der Sand gestreut wird (das Zuviel wird abgeschüttelt), gewichtige Materialien brauchen dagegen zum Befestigen eine Heißklebepistole (wegen der Verbrennungsgefahr die Kinder immer unter Aufsicht kleben lassen) oder einen Zweikomponentenkleber, mit dem die Gegenstände (z. B. auf einer dünnen MDF-Platte oder auf einer Leinwand) befestigt werden. Ein transparenter Sprühlack als Firnis zum Schluss veredelt Ihre Collage.

Das gefundene Naturmaterial kann ebenso zu individuellem Schmuck verarbeitet werden (besonders gut eignen sich Muscheln, kleine Schneckenhäuser und kleinere Steinchen, die z. B. in Draht gewickelt, gehäkelt oder in den Strang einer Strickliesel – dünner Silber- oder Golddraht eignet sich dazu) eingearbeitet werden kann.

Naturmaterial lässt sich auch zu Spielzeug weiterverarbeiten und es entstehen z. B. Schiffchen aus Rindenstücken, die auf ihre Fahrtüchtigkeit in der Waschschüssel oder nicht zu gefährlichen seichten Bachläufen überprüft werden können.

11.2 Zu zweit und in der Gruppe gestalten

Dialogisches Malen – Malen zu zweit

Gemeinsames Malen fordert heraus, denn nun sind der Spontaneität des einzelnen durch die Aktivität des anderen gewisse Grenzen gesetzt, die man gemeinsam herausfinden und austesten muss. Mit ein wenig Übung entstehen dann aber nach einiger Zeit Kunstwerke, bei denen man zwar noch die „Handschrift" des einzelnen erkennen kann, bei denen sich aber die „Handschriften" in ein harmonisches Ganzes einfügen.

Beim Malen zu zweit sind alle Malmittel möglich – der Malgrund (das Papier, die Pappe oder die Leinwand) sollte allerdings nicht zu klein sein, damit die Aktivität nicht zu schnell zu Ende ist. Es gibt viele Varianten, seien Sie kreativ und wandeln Sie durchaus die untenstehenden Vorschläge ab!

Kontakt aufnehmen

Wenn sich Malpartner noch nicht so gut kennen oder wenn sie sich erst einmal malerisch „aufwärmen" möchten, helfen „Hand-Führen" und „Kritzel-Spiel", die ersten Hemmschwellen zu überwinden.

Hand-Führen. Beim Hand-Führen (Malen mit geliehener Hand) überlässt man dem Partner das Vorgehen: Dieser greift die Hand und lenkt den Stift bzw. den Pinsel über das Papier und bestimmt den Weg. Oder er legt seinen Handrücken an den Handrücken der Malhand des Partners und führt sie sanft in verschiedene Richtungen. Man kann dies nacheinander auf verschiedenen Papieren, aber auch nacheinander auf einem Papier durchführen.

Kritzel-Spiel. Beim Kritzel-Spiel malt man ohne lange nachzudenken einen Schnörkel oder einen Kritzel auf ein Papier und gibt diesen zum Weitermalen an den Partner. Entweder man beobachtet die Fertigstellung des Bildes oder beide tauschen jeweils ihre Kritzel aus und führen das jeweilige Partnerbild zu Ende.

Im Wechsel malen

Das Nacheinander-Malen fördert die Beobachtungsfähigkeit: Es sollte genau beobachtet werden, was und wie der Malpartner malt; diese Aktion kann z. B. exakt nachgeahmt aber ebenso leicht variiert werden. Einfacher für den Anfang ist das gegenstandslose Malen, nachher sind auch thematische Übungen möglich (Haus, Baum, Landschaft).

Beim abwechselnden Malen *auf zwei Blättern* (jeder hat ein Malpapier vor sich liegen) beginnt einer der Partner, während der andere die Gestaltung des Partners auf seinem eigenen Papier nachahmt. Nachher kann man die Führungsrolle auf einem neuen Blatt auch einmal tauschen.

Beim Malen im Wechsel *auf einem Blatt* (das sollte doch ziemlich groß sein) kommt man schnell vom Nachahmen zum Variieren, d. h. die Partner „inspirieren" sich gegenseitig durch ihre Vorgaben, bis das Blatt voll gemalt ist. Auch hier sollte die Führungsrolle gewechselt werden.

Gleichzeitiges Malen

Das gleichzeitige Malen erfordert in der Regel einen gleichzeitigen Beginn. Es lässt sich aber auch ein individueller Beginn absprechen: Der Zeitpunkt des Einsetzens ist dann interessant zu reflektieren (Wie lange hat es der andere ausgehalten, ehe er sich einbrachte? Wurden Motive und Strukturen des Beginnenden aufgegriffen?).

Begegnung von zwei Seiten. Die Partner beginnen jeweils an der gegenüberliegenden Seite eines Blattes zu malen. Es ist interessant zu sehen, an welcher Stelle man sich begegnet: Wurde eine gedachte Mittellinie als Begegnungslinie eingehalten oder ist einer der Partner weit darüber hinaus tätig gewesen, weil er ein viel höheres Maltempo an den Tag legte? Hat man versucht, den Übergang „fließend" zu gestalten oder hat jeder der Maler auf seiner Motivik/seiner Gestaltungsart beharrt und es sind deutliche Grenzen (vgl. Abb. 83) zu erkennen? Wenn eine ruhige Hintergrundmusik läuft, kann dies die Gestaltung beflügeln.

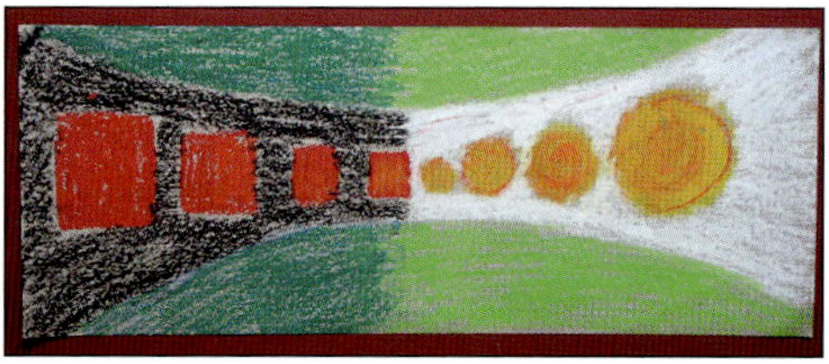

Abbildung 83: Das eigene Gemälde verbindet sich im Idealfall nahtlos mit der Gestaltung des Gegenübers.

Von innen nach außen und von außen nach innen. Wenn die Absprache lautet: „Male von innen nach außen“ (oder man den umgekehrten Weg bevorzugt), so ist die Ausgangsposition insgesamt offener: Jeder der Partner kann sich auch direkt neben den anderen positionieren oder seine Malposition im Malprozess mehrmals verändern. Abgrenzungen sind möglicherweise dadurch nicht mehr so deutlich erkennbar oder das rückwärtsblickende Bewusstmachen wird durch die Aufgabenstellung erschwert. Möglicherweise kann aber auch nachher ganz klar der jeweilige Malstil an den verwendeten Farben oder Formen erkannt werden. Man wird sehen!

Geöffnete Tür. Die „geöffnete Tür“ legt zunächst für jeden Maler ein Feld fest, in dem er mit dem Malen beginnt. Hier interessiert in der Reflexion, ab wann das eigene Feld „durch die geöffnete Tür“ verlassen wurde und wie dieses „Eindringen“ in das fremde Gebiet genutzt wurde: sanft „begrüßend“ oder aggressiv vorstoßend, o. Ä. Diese Übung kann auch mehrere Male hintereinander durchgeführt werden: dann interessiert die Art der Veränderung bei der Durchführung (vgl. Abb. 84).

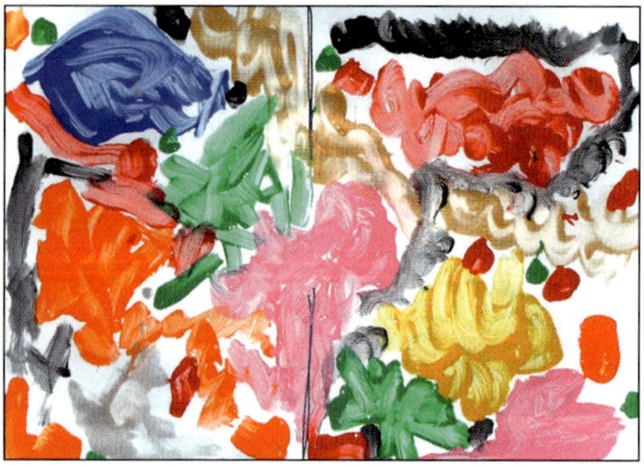

Abbildung 84: Bei dieser „geöffneten Tür“ begegnete man sich freudig und vorsichtig.

Dialogisch Themen malen

Weitere Malthemen für dialogische Malspiele ergeben sich aus dem Alltag und der Lebensumwelt. Sie können aus dem Bereich „Wetter“ und „Naturlandschaft“ ebenso abgeleitet werden wie aus dem Bereich „Pflanzen-“ und „Tierwelt“. Der Mensch mit seinen persönlichen Erlebnissen, seinen Reisen, seinen Fantasien und seinen Gefühle liefert viele Inhalte.

Die vier Elemente. Für dieses Thema teilt man einen Malgrund in vier Bereiche ein und ordnet jedem der vier ein Element zu (Feuer, Erde, Wasser, Luft). Entweder malt jeder der Partner zwei Felder aus oder aus einer Gruppe von vier Personen übernimmt jeder ein Feld. Es ist zu überlegen, welchen Elementen welchen Farben und Formen zugeordnet werden müssen.

Zauberbild. Jeder Partner malt gleichzeitig mit weißer Wachskreide auf einem gemeinsamen weißen Papier. Die Linien und Flächen werden anschließend mit Wasser- oder Gouachefarben sichtbar gemacht. Jeder darf das „hervorzaubern“, was er möchte, es dürfen auch Stellen unberücksichtigt bleiben.

Vom Einzelbild zum Doppelbild (zum Gruppenbild)

Nicht nur das Austauschen bzw. Weitermalen, auch das Zusammenfügen von Einzelblättern ist eine Möglichkeit für ein gemeinsames Malen im Dialog. Man kann sich so beispielsweise vornehmen, einen Fries zu einem Thema zu gestalten, der nicht am gleichen Tag fertiggestellt werden braucht, sondern im Abstand von Tagen oder einer Woche fortgeführt wird. Das Ergebnis kann dann z.B. den Wohnungsflur ausschmücken oder ein Zimmer verschönern.

Bei den so entstehenden Doppelbildern (oder Gruppenbildern) können Übergänge geschaffen werden (indem man aufmalt, aufklebt, hinzufügt), die das Ergebnis formal oder inhaltlich eher als Einheit wirken lassen. Die Bilder lassen sich anschließend auch noch links oder rechts, oben oder unten auf angefügten Blätter fortführen: Man sollte gemeinsam entscheiden, wie vorzugehen ist und wie das Ergebnis kreativer, schöner oder aussagekräftiger erscheinen könnte.

Sind einmal mehr Kinder beieinander, so lassen sich die Malaktivitäten auch auf mehrere Personen ausweiten. Man kann „rotierend" malen (z. B. wird für das gleichzeitige Malen als Malzeit eine Minute vorgegeben, dann wird das Blatt weiter gedreht) oder man wechselt sich in der Reihe der Sitzordnung mit dem Malen ab etc.

11.3 Hand- und Stabpuppenspiel (Spielobjekte)

Puppenspiele sind immer aktuell, wenn es um das Spielen bei und mit Kindern geht. Beim Puppenspiel werden nicht nur kindliche Lebenswelten deutlich, die Flexibilität bei der Rollenfindung wird geübt, gegebenenfalls können neue Rollen eingeübt werden.

Neben käuflichen Puppen gibt es in der pädagogischen Literatur eine große Anzahl von Anleitungen für den Spielpuppenbau: Von der Fingerpuppe über die Stockpuppe, Handpuppe bis zur vielgliedrigen Marionette ist alles zu finden.

Handpuppenspiel

Das Material für die Puppen(-Köpfe) reicht von einfachem Papier, Papier-Maché, Ton, Gips, Holz bis zum schnelltrocknenden Kunststoff, die Kleidung kommt in der Herstellung dann durch Kleben, Nähen und speziellem Zuschneidern hinzu (vgl. Abb. 85 und 86).

Entweder wird spontan „einfach so" gespielt, oder man spielt in zuvor gebauten Theatern und dazu bestimmten Räumen. Die Bühnen können (von klein nach groß) geknickte Pappen, als Bühne ausgeschnittene (Schuh-)Kartons, dazu definierte Bügelbretter, Türrahmen, umgekippte Tische oder selbst gebaute oder auf dem Sperrmüll oder im Secondhand-Laden gefundene dreiteilige Handpuppenbühnen (Kasperle-Theater) sein. Zur Vervollkommnung der Szenerie lassen sich Bühnenbilder malen und gestalten.

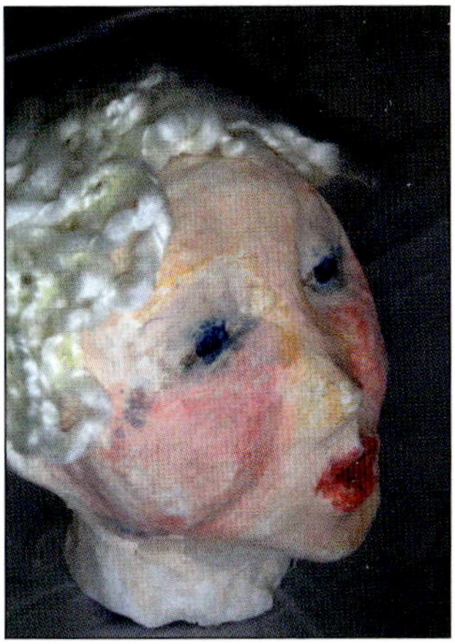

Abbildung 85: Puppenkopf mit Gipsbinden-Abschnitten auf einem Zeitungskern aufgebaut und mit Wasserfarben bemalt. Die Haare sind aus Wolle.

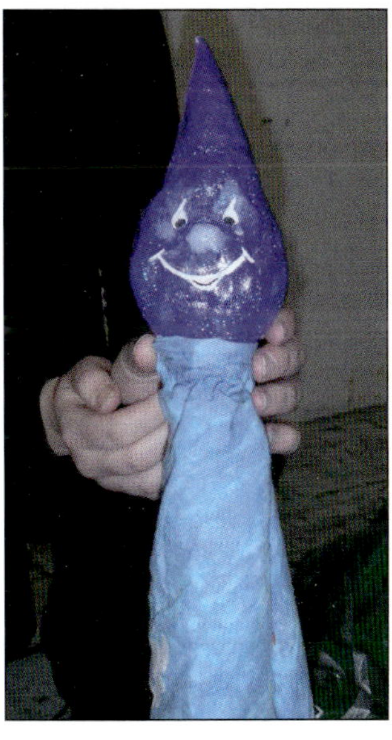

Abbildung 86: Puppe in der Form eines Wassertropfens

Stabpuppenspiel

Will man schnell eine Spielfigur herstellen, so kann man die Spielfiguren auch auf Papier oder Pappe aufmalen, ausschneiden und auf einen Schaschlik-Spieß kleben. Zusätzlich kann man sie dann noch mit Wollresten für die Haare oder mit Fell (bei Tieren) oder Stoffresten für die Kleidung bekleben, so wie es Spaß macht. Die Stabpuppen können bequem von oben gespielt werden (vgl. Abb. 87).

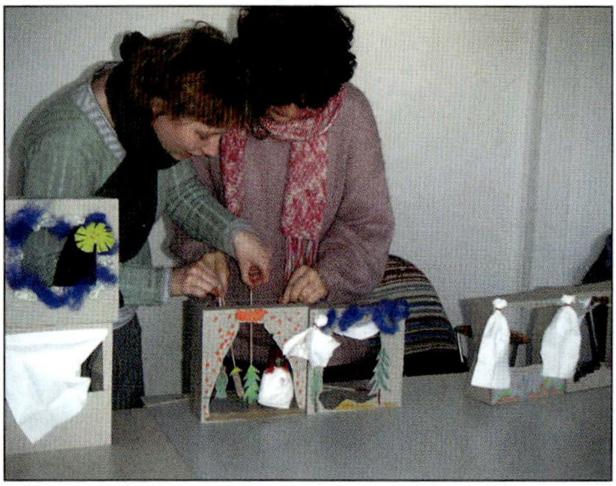

Abbildung 87: Stabpuppenspiel von Studenten in einem Pappkartontheater

Spielobjekt

Spielobjekte faszinieren Kinder immer wieder, weil in scheinbar „leblose“ Szenerien fantasievolle Szenen und Geschichten eingewoben werden können. Gearbeitet wird mit Schub- oder Klappobjekten (Materialempfehlung: Kunstdruck, Kalenderblatt oder Ausdruck eines Künstlerbildes – jeweils zwei gleiche – aus dem Internet, Schere, Cutter, Lineal, Papierstreifen – länger oder breiter als das jeweilige Originalformat – und/oder Streichholzschachteln).

Schubobjekte lassen sich durch eingeschobene Papierstreifen in Computerausdrucke, Illustrierten-Drucke, Kalenderbilder oder auch durch Nutzung von Innen- und Außenschachteln von Streichholzschachteln aller Größen herstellen (vgl. Abb. 88 und 89).

Man kann auch Schaschlik-Stäbchen verwenden und Motive aus Papier ausschneiden und diese auf die Stäbchen kleben.

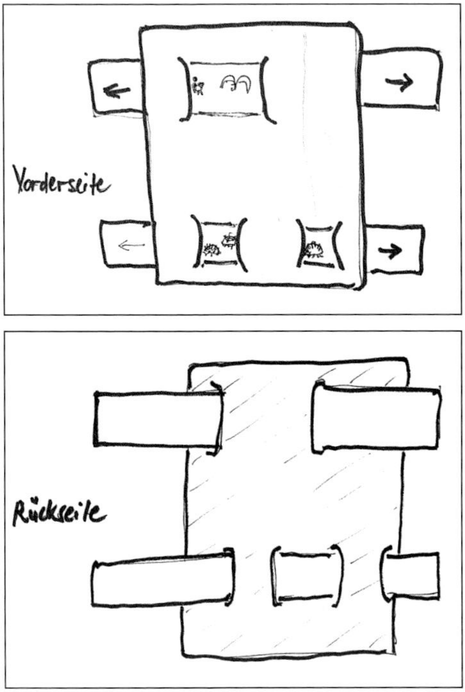

Abbildung 88: Beispiel für die Verwendung von eingeschobenen Papierstreifen in einen Kunstdruck

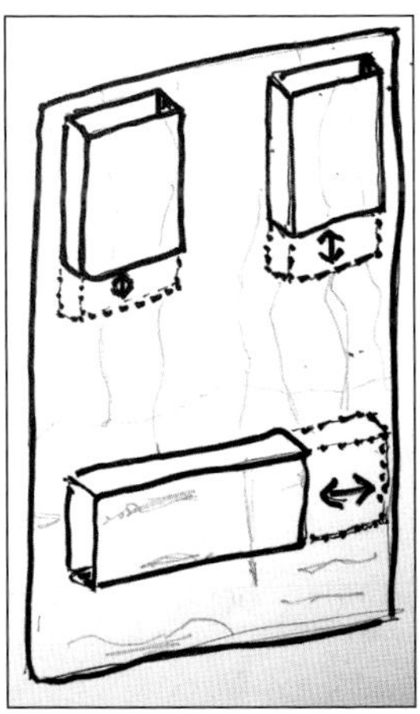

Abbildung 89: Beispiel für die Verwendung von aufgeklebten Streichholzschachteln, die mit dem Motiv beklebt werden und deren umgedrehte Innenschachteln mit Motiven beklebt oder bemalt werden, welche die Bildszene auffüllen.

Beispiel:

Im „Herbstwald“ sind derzeit keine Lebewesen zu erkennen: Es könnten Vögel dort sein, Igelfamilien das Laub durchkreuzen, größere Tiere hinzukommen (vgl. Abb. 90: Ein Esel kommt in den Wald), Märchenfiguren auftauchen oder Fantasiewesen den Wald bevölkern.

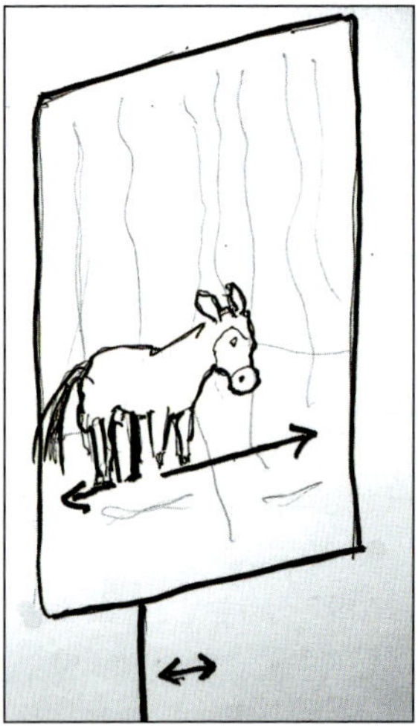

Abbildung 90: Beispiel für ein Motiv, das mittels Schaschlik-Spieß ins Bild eingefügt werden kann.

11.4 Märchen

Erwachsene und Kinder lieben das Vorlesen von Märchen. Tiefe Gefühle und Bedürfnisse werden in Märchenbildern lebendig und innere Bilder und Vorstellungen bekommen Gestalt. Märchen greifen Lebensthemen auf und zeigen Lösungsmöglichkeiten auf für Konflikte. Die Märchen bieten vielfältigen Kommunikationsanlass, regen die Fantasie an und wecken unterschiedliche Imaginationen.

Märchen malen

Das Malen von Märchenmotiven und Märchenpersonen fördert ganz unterschiedliche Vorstellungen zu den Texten zu Tage. Die Bilder liefern genügend Gesprächsanlass und verdeutlichen die jeweilige Sicht auf die Dinge (Wie ist das eigentlich mit den Ängsten des Malers? Wann fühlt er selbst sich besonders schutzlos?).

So können die *Motive* eines Märchens nach dem Vorlesen gemalt werden: Jeder malt das, was ihm besonders wichtig erscheint, oder *die Figuren*, die er als ganz bedeutsam findet. Spannend wird es, die unterschiedlichen Darstellungen für ein und dasselbe Märchen zu vergleichen (vgl. Abb. 91 und 92).

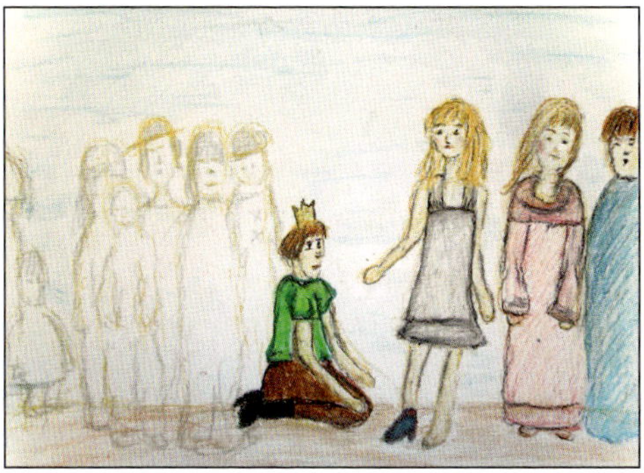

Abbildung 91: Märchenszene zu „Aschenputtel“

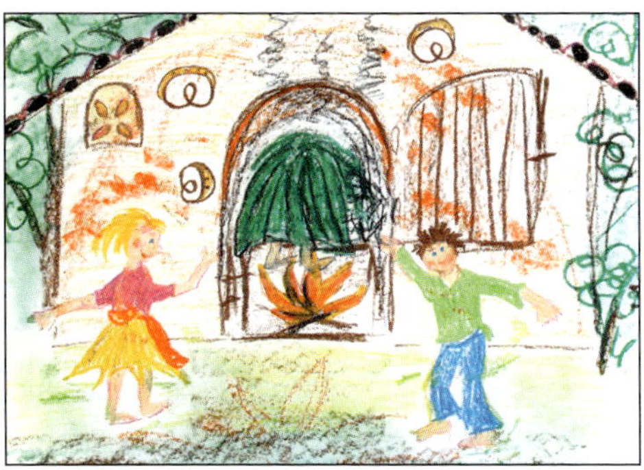

Abbildung 92: Märchenszene zu „Hänsel und Gretel“

Auch können alle Beteiligten ein und dieselbe Märchenfigur malen; dies fordert zum Vergleich auf: Wo zeigen sich denn gegebenenfalls Persönlichkeitsmerkmale des Malenden? Alle malen z. B. einen Wolf: Wie gefährlich ist er denn in Wirklichkeit (vgl. Abb. 93)?

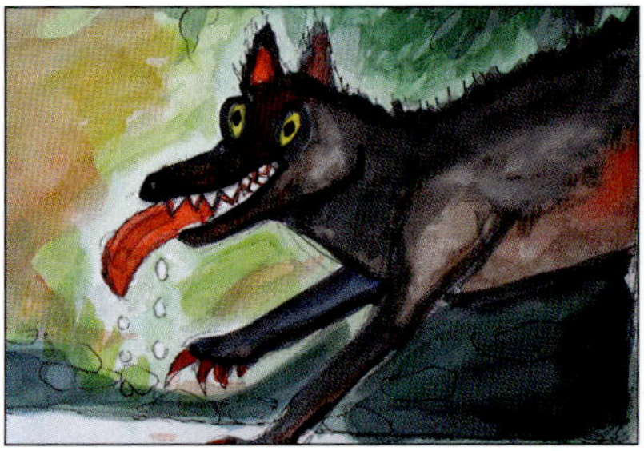

Abbildung 93: Die Studentin malt einen vermeintlich gefährlichen Wolf.

Märchen tonen

Jede Märchenszene, die gemalt wird, lässt sich auch in Ton darstellen: Auf einer Unterlage (dicke Pappe mit Alufolie umhüllt) wird die Szene in Ton geformt und aufgestellt (vgl. Abb. 94).

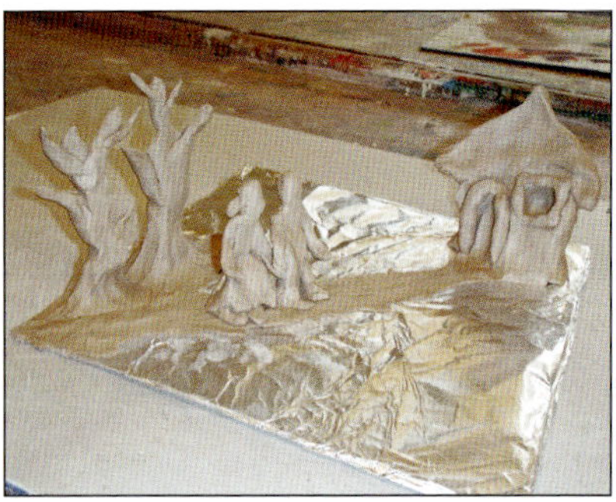

Abbildung 94: Hänsel und Gretel sind auf dem Weg zum Hexenhaus.

Die bereits gemalten Szenen des Märchens sehen in der dreidimensionalen Gestaltung oft ganz anders aus. Hänsel und Gretel, die im gemalten Bild vielleicht ängstlich in der Nähe der Bäume stehen blieben, machen sich in der Darstellung in Ton mutig auf den Weg.

Märchen spielen

Beim Spielen von Märchenszenen und beim Schlüpfen in unterschiedliche Rollen, kann man sich selbst gut kennenlernen und sein gesamtes Spiel- und Verhaltensrepertoire erweitern. Für das Verkleiden benötigt man Tücher, Stoffe und Kleidungsstücke (ein zuvor für diesen Zweck angelegter Fundus erleichtert solche und ähnliche Vorhaben), Karnevalsschminke und Papier, Schere und Farben, um gegebenenfalls Fehlendes herstellen zu können (vgl. Abb. 95: Schminken für das Spielen von „Rotkäppchen").

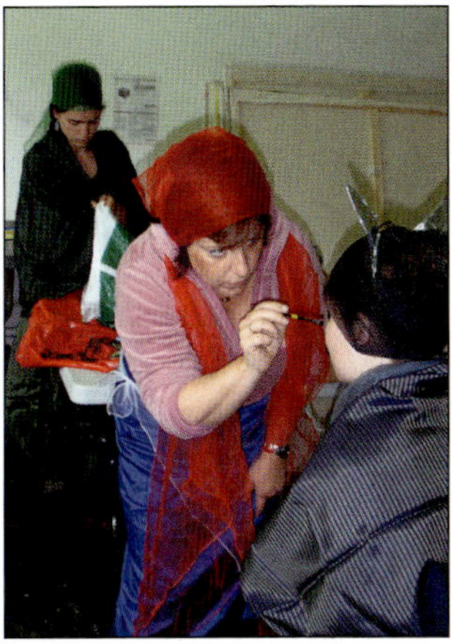

Abbildung 95: Der böse Wolf wird von Rotkäppchen geschminkt.

Beim Reagieren auf unerwartetes Verhalten der Mitspieler kann man eigene Rollenklischees ablegen und auch die eigenen Gefühle überprüfen: Wie hat man sich gefühlt, als ...? Was war beim Spielen überraschend (vgl. Abb. 96)?

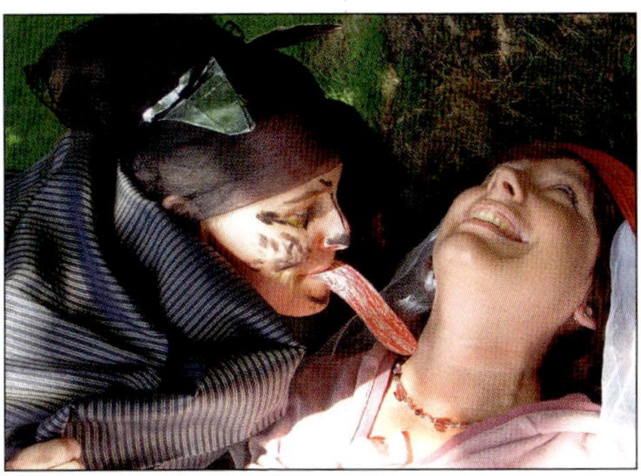

Abbildung 96: Der Wolf versucht Rotkäppchen zu fressen.

11.5 Musik-, Tanz- und Bewegungsspiel

Kinder sind immer gerne „in Aktion“, bewegen sich und drücken damit auch ihre Lebensfreude aus. Sie schreien und toben, sind ausgelassen und manchmal kaum zu bremsen. Die nachfolgenden Übungen können dazu beitragen, das „Aufeinander-Hören“ ein wenig zu fördern, die Aufmerksamkeit zu lenken oder die Spielfreude ein wenig in Bahnen zu lenken. Das gemeinsame Tun gibt den Maßnahmen einen freudigen „Ansporn“.

Kieselstein-Orchester. Große Kieselsteine eignen sich auch hervorragend für die Anlage eines „Kieselstein-Orchesters“, man muss nur über eine gewisse Zeit (z. B. bei gemeinsamen Ausflügen) eine Vielzahl von unterschiedlich großen Steinen sammeln und diese dann zu Hause auf ihre Tonhöhe abklopfen: Man nimmt einen kleineren Stein und klopft die anderen damit an, die sich dann in der Tonhöhe sortieren lassen. Manche Steine klingen tiefer als andere, manche dumpf, manche hell, das kommt auch auf das Material an. Sind die Steine einmal nach Tonhöhe sortiert (der Musiker nennt das „Stimmen“), kann man sogar Musikstücke darauf durch Klopfen erfinden. Entweder man spielt kleinere Rhythmen (da kann man sich an Liedrhythmen erinnern, kann Klopffolgen erfinden, kann aber auch einen Sprachrhythmus einfach nachklopfen. Variieren lässt sich das natürlich noch durch die Hinzunahme anderer klingender Materialien: Gläser und Flaschen eignen sich aus Verletzungsgründen für kleinere Kinder nur bedingt (Töpfe oder Pappkisten wären besser) und müssen im Gegensatz zu den Steinen sehr vorsichtig angeschlagen werden (gegebenenfalls können auch kleinere Instrumente, wie Orff-Instrumente, dazugenommen werden).

Gemälde als Partitur nutzen. Bilder lassen sich auch als Partitur für das Musizieren nutzen, da gehören lediglich genaue Absprachen dazu. In der modernen Musik gibt es beispielsweise die Methode, nach Grafiken und Zeichen zu spielen, alles ist lediglich eine Frage der eindeutigen Zuordnung zu bestimmten Spielweisen und Instrumenten. Gemälde, die grafisch (z. B. in eindeutigen Linien und klaren Formen) angelegt sind, eignen sich dazu besonders gut für das Nutzen als Partitur (vgl. Abb. 97).

Es wäre gut, wenn die Rolle des „Dirigenten“ und des/der „Musiker(s)“ zu Beginn bestimmt würden. Auch wäre es von Vorteil, von dem Gemälde einen DIN A4-Ausdruck oder eine Vergrößerung zu haben, die dann (z. B. an einen Gegenstand angelehnt) für alle Beteiligten gut sichtbar ist. Der Dirigent sollte einen Zeigestock (kann auch Kochlöffelstiel o. Ä. sein) zur Verfügung haben und dann durch Zeigen auf bestimmte Stellen die Anleitung zum Musizieren geben (die Partitur braucht jedoch nicht in der üblichen Leserichtung von links nach rechts gezeigt werden: Auch das Zeigen von rechts nach links, oben nach unten, unten nach oben oder „Springen“ innerhalb der Vorlage ist möglich).

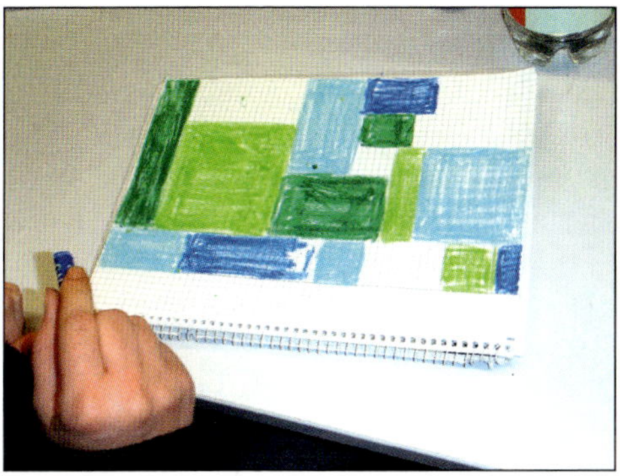

Abbildung 97: Diese Vorlage können Sie für das Musizieren/als Partitur nutzen.

Beispiel: Farben durch Klatschen darstellen lassen

Es könnte die Absprache geben, dass ein Zeigen auf bestimmte Farben ganz bestimmte Klatschrhythmen hervorrufen soll: Blau ist z. B. ein lauter Doppelklatscher mit den Handinnenflächen, Orange ein Einfachklatscher der Handrücken, Lila soll nur durch das Aufeinanderklatschen von drei Fingern erzeugt werden, Schwarz bedeutet ein einmaliges leises Klatschen der Handinnenflächen, Grau ein aneinander vorbeireibendes Klatschen (wie wenn zwei Cymbeln oder Becken aneinander vorbeireiben) etc. Durch wechselndes Zeigen, auch in unterschiedlichen Tempi, werden ganz unterschiedliche Geräuschkulissen entstehen.

Variieren lässt sich das auch durch das Festlegen von Sprechen bestimmter Wörter oder Singen bestimmter Tonhöhen oder Liedmotiven. Dies ist in der Schwierigkeit steigerbar. „Zimmerinstrumente“, wie

Heizkörper, Tischplatte, Stuhlbein etc. können eingesetzt werden, aber auch richtige Instrumente, falls vorhanden.

Die Rollen von Dirigent und Musikant(en) sollten mehrmals wechseln. Vielleicht kann man das Geschehen auch aufzeichnen, beispielsweise mit dem Smartphone.

Gemälde als Vorlagen für Choreografie nutzen. Gemälde eigenen sich nicht nur für das Musizieren, sie regen auch die Fantasie an, welche Bewegungen man mit welchen Farben oder Formen verbinden könnte. Um dieses Vorhaben umzusetzen, benötigt man einen größeren Raum oder eine Wiese draußen. Auch hier sind feste Absprachen sinnvoll und darüber hinaus ein „Abgrenzen" des Bewegungsraumes durch das Legen von Seilen oder Kleben von Krepp-Klebestreifen oder eines rot-weißen Abgrenzungsbandes (sofern es sich um einen festen Boden handelt). Man kann sich vorstellen, das Gemälde als eine Art „Bewegungs-" oder „Tanzteppich" virtuell auf den Boden zu projizieren; vielleicht lassen sich aber auch wesentliche Felder noch abstecken oder kennzeichnen; die Verhältnisse der abgebildeten Formen sollten jedoch in etwa stimmig sein.

Nun ließen sich Linienformationen in bestimmten Bewegungsrichtungen abschreiten, langsam und gemessen, schnell, hüpfend, drehend, klein machend (niedrig am Boden), gestreckt (mit hochgereckten Armen und auf Zehenspitzen gehend etc.). Bestimmte Formen könnten auf ganz bestimmte Weise getanzt oder dargestellt werden, dazu kann man auch Verkleidungen oder Gegenstände mit „auf die Bühne" nehmen. Zum Beispiel bieten sich abstrakte Bilder an.

Beispiel:

Die Linien können abgeschritten werden, die Flächen dagegen für bestimmte Bewegungen, Tanzformen, das Verharren oder Wiederholen von Bewegungsmustern oder Tanzelementen genutzt werden. Die Flächen können auch mehrmals aufgesucht werden, wie bei einem Tanz kann es ganz bestimmte Abfolgen geben (vgl. Abb. 98 und 99).

Interessant wird die Erfahrung sein, dass durch das intensive Auseinandersetzen und Zuordnen von Bewegungs- und Tanzmustern, das

Muster des Gemäldes fast lebendig wird und auch nachhaltig erinnert wird: Den Bildaufbau vergisst man so schnell nicht wieder.

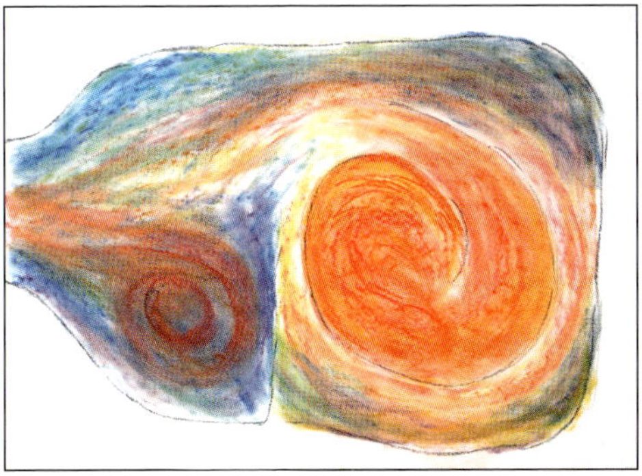

Abbildung 98: Farbflächen als Vorlage für einen Tanz

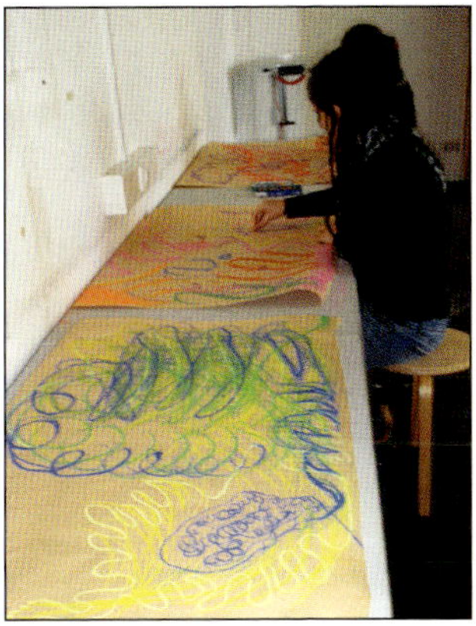

Abbildung 99: Liniengebilde als Vorlage für einen Tanz

Skulpturen zum Leben erwecken. Von Kindergeburtstagen oder Gruppenevents und den dort üblichen Kennenlern-Aktionen sind die Spiele zum Einfrieren von Bewegungen (z. B. beim Stoppen von Musik) oder Pantomimen-Spiele bekannt, die Rollen oder Personen erraten lassen sollen.

Auch Kunstwerke können Anlass für das Einfühlen in Bewegungen und Haltungen sein, hier mit therapeutischem Hintergrund, indem die Teilnehmer des „Spiels“ das Kunstwerk genau betrachten und sich in die vorgefundene Haltung einfühlen und diese übernehmen sollen. Auf diese Weise lassen sich auch Gefühlseindrücke nachempfinden, nach dem Motto: „Wie geht es der Person da, wie fühlt sie sich, ist diese Haltung dort angenehm oder nicht?“ Je länger die Position eingenommen wird, desto intensiver kann das Gefühl werden (vgl. Abb. 100).

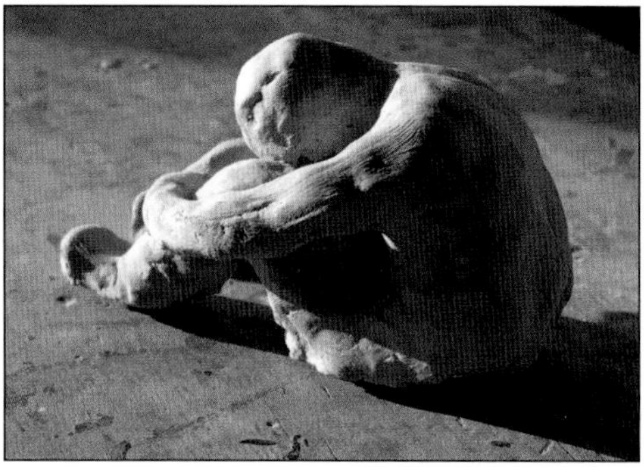

Abbildung 100: Die Haltung der Figur soll nachgestellt werden.

Es gibt sicherlich ganz unterschiedliche Möglichkeiten, nachgestellte Skulpturen zum Leben zu erwecken, z. B. indem ein Mitspieler diese durch Berühren „entzaubert“ und dann wieder durch Berühren „einfriert“.

Bildbeispiele von Edgar Dégas laden beispielsweise zu dieser Übung ein und bieten sicherlich viel Raum für Einfühlung, körperliche Erfahrung, Spiel, Kreativität, Ausdrucksgestaltung und Fantasie. Gehen Sie auf die Suche nach weiteren Vorbildern.

12 Weiterführende Tipps und Hinweise

12.1 Maltipps für Malanfänger

Liebe Leserin, lieber Leser,

Sie haben bereits im Malhobby Erfahrung und arbeiten mit den Materialien, die Sie kennen und beherrschen? Dann sind die folgenden Tipps nichts für Sie. Wer zwar Freude am Malen hat, aber wenig Erfahrung, dem geben wir hier ein paar Tipps, wie man zu ansprechenden Bildern gelangen kann.

Material-Empfehlungen

Wasserfarben (Aquarellfarben) sind nicht leicht zu beherrschen, weil sie langsam trocknen und also oft auch ungewollt ineinanderfließen. Sie kennen das Problem vom Malunterricht in der Schule. Öl- und Pastellkreiden sind relativ problemlos zu verwenden, erlauben aber nur mit etwas Mühe und hohem Materialverbrauch einen flächigen Farbauftrag. Ölfarben wiederum trocknen sehr langsam und mischen sich daher lange beim Übermalen. Zu empfehlen sind hier auch wasserlösliche Kreiden oder Stifte, die zunächst wie normale Ölkreiden aufgetragen werden, die aber mit Hilfe eines Pinsels und Wasser angelöst werden können, sodass Teile des Motivs oder ganze Bilder wie ein Aquarell erscheinen.

Optimal sind für den Anfänger Acrylfarben, die schnell trocknen und daher relativ schnell übermalbar sind. Bei manchen Discountern werden sie zum günstigen Preis abgegeben. Wollen Sie aber Ihren Einkauf sicher planen, so bestellen Sie diese am besten bei einem Online-Künstlerbedarf (hier kann man z. B. Sonderangebote nutzen; Adressen siehe unter Kapitel 12.5, S. 183) oder machen Sie sich die Freude, in ein Künstlerbedarfsgeschäft in Ihrer Nähe zu gehen und sich dort fachlich beraten zu lassen. Das Papier muss Feuchtigkeit aufnehmen können, also sollte es nicht der billigste Malblock sein. Je kleiner das Papier ist, umso genauer muss man malen, also kommt dem Anfänger ein großes Format (größer als DIN A3-Format) entgegen.

Also Papier und Farben stehen bereit. Wie geht es jetzt weiter? Gerade Anfänger malen jetzt zuerst die wichtigen Figuren im Vordergrund, um dann später einen Hintergrund aufzufüllen. Das ist aber aus zwei Gründen weniger gut: Erstens verändern große Farbflächen die Wirkung aller bisher aufgetragenen Farben und ein Bild, das vorher harmonisch aussah, ist nach dem Auftrag des Hintergrunds nun farblich plötzlich wenig ansprechend. Also wird empfohlen, den Himmel, das Meerwasser, den Wüstensand, die grünen Wälder etc. zuerst aufzutragen. Zum zweiten soll der später gemalte Hintergrund ja nicht die Figuren überdecken, also müsste man ihn sorgfältig um die Figuren malen, nun gibt es aber doch Überschneidungen und weiße Stellen, die nicht hübsch aussehen. Ist der Hintergrund erst flächendeckend aufgetragen, malt man nach dem schnellen Trocknen der Acrylfarben darüber und hat, weil diese Farben gut decken, eine vollständige Passung von Figur und Hintergrund. Wer für die Figuren gern Bleistiftvorzeichnungen verwendet, kann dies dennoch tun, unter dem bald getrockneten Hintergrund erscheinen die Bleistiftstriche wieder transparent durch und können jetzt verwendet werden. Man kann die Bleistiftzeichnung aber auch auf den fertigen Acrylhintergrund auftragen.

Mit etwas Übung – und bei den gegebenen Korrekturmöglichkeiten der Acrylfarben – malen sie bald wie ein Profi aus der freien Hand allein mit der Farbe. Bei diesen Farben ist es auch gar nicht so, dass Korrekturen immer mehr angestückelt wirken, nein, viele Farbaufträge ergeben eine schöne Komplexität des Bildes. Wenn eine Figur so nicht gewünscht ist, wird sie eben einfach nochmal übermalt.

Ein Bild muss nicht an einem Tag fertig werden. Manchmal hat man mit dem anderen Blick des nächsten Tages neue, gute Bildideen und fügt der Komposition noch Elemente hinzu oder nimmt Elemente weg.

Bei den meisten Figuren, die nicht rechtwinklig sind (wie z. B. Menschen) wird der Eindruck von Tiefe durch Schattierungen erzeugt. Sie müssen überlegen, wie das Licht auf die Szene fällt und nun die Flächen, die im Schatten liegen, mit transparentem Schwarz oder der gleichen, aber dunkleren Farbe, in mehrere Schichten abschattieren.

Gestaltungs-Methoden für den ersten Einstieg

Haben Sie „Material-Berührungsängste" oder sind sich unsicher, mit welcher der Übungen Sie ggf. beginnen sollen, so eignen sich unserer Meinung nach die Übungen aus den Kapiteln 5 (ab S. 112, Kontrolle aufgeben und Kontrolle gewinnen) und Kapitel 6 (ab S. 120, Meditatives Malen und Zeichnen).

Auch die biografischen Mal- und Gestaltungsaufgaben (Kapitel 3, ab S. 50) erschließen sich vergleichsweise einfach.

12.2 Hinweise zum Kauf von Ton

Wenn Sie sich auf das plastische Gestalten mit Ton einlassen wollen, kaufen Sie sich im Hobbymarkt eine Stange (das sind 5 kg) Drehscheibenton mit 25 % Schamott-Anteil, der weich ist und sich aufgrund seiner höheren Feuchtigkeit leicht verarbeiten lässt. Als Unterlage eignet sich ein Brett, der Arbeitsplatz sollte mit Zeitungspapier geschützt werden. Nach Entnahme der nötigen Menge sollten Sie den Ton in Plastikfolie oder in einem Gefäß mit luftdicht abschließendem Deckel packen, damit er nicht austrocknet. Auch die Reste, die Sie auf die Seite legen, sollten immer mit einem feuchten Stoff- oder Papiertuch abgedeckt werden, damit Sie flexibles Material zum Verarbeiten haben, dann reißt die Oberfläche beim Trocknen nicht so stark (Oberfläche mit Wasser gut verstreichen; ein flaches Wassergefäß sollte immer in Arbeitsnähe stehen, um das Glätten zu vereinfachen).

Man kann natürlich nicht nur mit den Händen arbeiten, sondern auch Werkzeug benutzen (zur Formung, zur Strukturbildung): Das könnten zunächst altes Besteck, Holzstäbchen und Spachtel sein, allerdings sind die einfachen Tonwerkzeuge (Spachtel und Stäbchen aus Plastik und Draht) nicht teuer.

Ton trocknet über eine gewisse Zeit ab und kann durchaus auch ungebrannt bleiben. So lässt er sich sogar mit Wasserfarben anmalen. Normalerweise wird Ton jedoch in einem dafür vorgesehenen Ofen bei hohen Temperaturen gebrannt, dann ändert er je nach Zusammensetzung seine Farbe: Es gibt braun-, rot- und hellbrennenden Ton. Häufig nehmen die Hobbymärkte, die Ton verkaufen, auch die Ton-Rohlinge zum Brennen an, was meistens wenig kostet. Will man die Oberflächen mit dafür vorgesehenen Glasuren versehen, sollte man allerdings einen Töpferkursus besuchen, denn dazu bedarf es einiger Erfahrung (Glasuren erfordern ein zweites Brennen).

12.3 Bauanleitung für einen Kasten für das Sandspiel

Der Holzkasten für den Sand sollte in etwa eine Grundfläche von ca. 50 × 70 cm aufweisen: Dazu sollte ein MDF-Brett (Holzfaserbrett) rundherum mit ebensolchen Leisten von ca. 7 bis 10 cm Höhe beklebt werden und innen (für die Illusion von Wasser) mit Bootslack in Blau ausgemalt werden. Der Lack wirkt an den Nähten wasserabweisend.

12.4 Musikempfehlungen

Ob Musik schön, beruhigend oder anregend empfunden wird, hängt von den individuellen Hörgewohnheiten und den Hörerfahrungen ab. Auch die momentane Gestimmtheit und Gefühlslage spielt in die Hörwahrnehmung hinein und kann auch bei ein und derselben Person zu unterschiedlichen Zeiten verschieden ausfallen.

Trotzdem werden hier Empfehlungen für entspannende Musik als Hintergrundmusik oder für Musik, zu der gemalt werden kann, gegeben. Auch Musik, die Imaginationen wachrufen kann, wird benannt. Wie bereits gesagt, kommen im musiktherapeutischen Kontext überwiegend Instrumentalstücke zum Einsatz.

Entspannende Musik als Hintergrundmusik

Entspannungsmusik erfüllt in der Regel das Kriterium eines ruhigen, gleichmäßigen Ablaufs (entspricht einem Ruhepuls von etwa 60 Schlägen in der Minute), mit wenigen Akzenten und einem eher geringen Tonhöhenumfang. Der CD-Markt hinsichtlich Entspannungsmusik quillt regelrecht über, da Stress, Burnout und Schmerz Gesellschaftsprobleme darstellen, denen man auch in der Freizeit begegnen möchte. Manchmal ist es nicht leicht, sich für eine Musik zu entscheiden. Hier wird empfohlen, im Fachgeschäft Hörproben zu nehmen, um dann gegebenenfalls eine Hörauswahl hinsichtlich einer „Musik zum Entspannen und Träumen" zu treffen. Inzwischen ist das „Streamen" von Musik direkt aus dem Internet möglich (der Streamingdienst „Spotify" ist u. a. sehr günstig und kostet im Monat sehr wenig) oder die Musik über YouTube kann genutzt werden.

Empfehlungen:

- Eine CD-Reihe „Sound of Silence" ist zu empfehlen, hierbei z. B. „Sound of Silence Guitar" oder aber auch „Sound of Silence" von David Garrett u. a.
- Unter dem Label von Cobra Entertainment LLC sind in den letzten Jahren ebenfalls inzwischen mehr als 10 verschiedene CDs erschienen mit dem Titel: „Meditation – Classical Relaxation".
- Titel, wie „Healing Music", „Ocean Waves", „Delfin-Gesänge", „Feng Shui-Music", „Sounds of Nature", „Sanfte Entspannung", „Dreams", o. Ä., verweisen in die Entspannungsrichtung. Oft wird man auch unter „ethnischer" oder im Sektor der „esoterischen" Musik fündig.

Musik, zu der parallel oder nach der gemalt werden kann

Musik zum Malen kann ganz verschiedenartig sein, ruhige und auch dynamische Musik kann verwendet werden, ebenfalls Musik für Standardtänze oder mit südamerikanischen Rhythmen, zu der Stifte und Pinsel in Bewegung geraten.

Empfehlungen:

- Für Einsteiger empfehlen sich swingende Tanzmelodien, wie man sie z. B. aus den 1980er Jahren von den Big-Bands von Bert Kaempfert kennt oder von Hugo Strasser, Max Greger, James Last etc.; gegenwärtig erfahren auch die Kompositionen von André Rieu große Sympathien.
- Aber auch klassische Musik eignet sich, so z. B. Ausschnitte aus Johann Sebastian Bachs (1685–1750) „Goldberg-Variationen" oder Musik von Antonio Vivaldi (1655–1736). Aus der Moderne z. B. Musik von Claude Débussy (1862–1918), von Maurice Ravel (1875–1937), von Igor Strawinsky (1882–1971; das Beispiel im Kapitel 3.10 stammte aus dem „Feuervogel") oder von Modest Mussorgsky (1839–1881; hier wurden die „Bilder einer Ausstellung, Die Hütte der Baba Yaga" genutzt).
- Auch Filmmusik kann empfohlen werden: Besonders ansprechend war z. B. aus 2001 die Musik zum Film „Die fabelhafte Welt der Amélie". Es gibt auch CDs oder Playlists von Streaming-Anbietern, auf denen unterschiedliche Filmmusiken zusammengestellt sind. Man hat aufgrund des großen Angebotes tatsächlich „Die Qual der Wahl"!

Musik, die Imaginationen wachrufen kann

Jede Musik kann auch Imaginationen wecken. Empfehlenswert in diesem Zusammenhang sind jedoch besonders Titel, die der Musikfachmann der „Programm-Musik" zuspricht. Entweder gibt es Orchesterwerke, die bereits als „Programm" konzipiert wurden, so z. B. auch Bühnenmusik und Ballettmusik der Moderne, oder die Sätze einer Musik haben spezifische Titel, die auf bildliche Vorstellungen verweisen.

Empfehlungen:

- Musikbeispiele aus Alexander Mossolows (1900–1973) „Eisengießerei", Musikstücke aus Sergej Prokofieffs (1891–1953) „Romeo und Julia" oder „Cinderella", Musikstücke aus Friedrich Smetanas „Moldau" (1824–1884), Ausschnitte aus Peter Tschaikowskys (1840–1893) „Nußknacker-Suite" oder dem „Schwanensee" etc.
- Auch hier können bereits genannte Komponisten der Moderne wie Claude Débussy, Modest Mussorgsky, Igor Strawinsky oder sogar Musiker des Barocks wie Johann Sebastian Bach, Georg Philipp Telemann, Antonio Vivaldi u. a. wieder angeführt werden.

12.5 Bezugsadressen und -hinweise

Künstler-Bedarfsgeschäfte. In Künstlerbedarf-Geschäften erfahren Sie bei der Materialwahl eine fachgerechte und persönliche Beratung; ein Branchen- oder Telefonbuch hilft beim Finden der Adressen.

Bezugsadressen im Internet. Eine Auswahl an empfehlenswerten Bezugsadressen für Künstlerbedarf (Sie finden über das Stichwort „Online-Künstlerbedarf" noch eine größere Auswahl) ist nachfolgend alphabetisch aufgeführt. Der Vorteil ist die Lieferung preisgünstiger Materialien direkt nach Hause, auch wenn man wenig Zeit zur Beschaffung zur Verfügung hat oder aber im ländlichen Raum wohnt. Das Angebot ist in der Regel online gut einsehbar, man kann sich aber auch einen gedruckten Katalog gegen eine geringe Schutzgebühr nach Hause schicken lassen, um dann erst einmal in Ruhe zu schauen und zu vergleichen. Einige der nachstehenden Verlage verschicken nach Anmeldung auch einen Newsletter mit aktuellen Angeboten zu und führen auch Filialen in Ihrer Wohnortnähe:

- Boesner-Künstlerbedarf: www.boesner.com
- Creativ-Discount: www.creativ-discount.de
- Gerstäcker-Künstlerbedarf: www.gerstaecker.de
- Labbé: www.labbe.de

12.6 Vorlagenskizze für ein Mandala

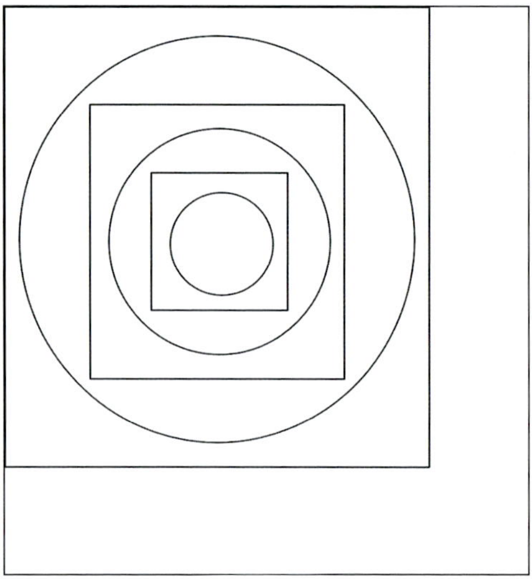

Abbildung 101: Vorlage für die Gestaltung eines Mandala

Literatur

Zitierte Literatur

Bell, C.E. & Robbins, G. (2007). Effect of art production on negative mood: a randomized controlled trial. *Art Therapy, 24,* 71–75. https://doi.org/10.1080/07421656.2007.10129589

Csikszentmihalyi, M. (2012). *Das flow-Erlebnis* (12. Aufl.). Stuttgart: Klett-Cotta.

Donn, L. (1990). *Freud und Jung*. Hamburg: Kabel.

Friedman, D. (2008). *„Und mischte ich die Farben und vergaß die Welt …“ Malende Dichter*. München: Sandmann.

Freud, S. (1914/1969). *Der Moses des Michelangelo* (Bd. 10, S. 195–222). Frankfurt: Fischer.

Garfield, S.L. (1988). *Psychotherapie ein eklektischer Ansatz*. Weinheim: Beltz.

Gontard, A. von (2007). *Theorie und Praxis der Sandspieltherapie*. Stuttgart: Kohlhammer.

Grof, St. (1985). *Geburt, Tod und Transzendenz*. München: Kösel.

Hesse, H. (1980/1925). *Magie der Farben*. Frankfurt a.M.: Insel-Verlag.

Kaimal, G., Ayaz, H., Herres, J., Dietrich-Hartwell, R., Makwana, B., Kaiser, D.H. et al. (2017). Functional near-infrared spectroscopy assessment of reward perception based on visual self-expression. Coloring, doodling, and free drawing. *The Arts in Psychotherapy, 55,* 85–92. https://doi.org/10.1016/j.aip.2017.05.004

Kalff, D. (2017). *Sandspiel. Seine therapeutische Wirkung auf die Psyche* (5. Aufl.). München: Ernst Reinhardt.

Leuner, H.-C. (1995). *Lehrbuch des katathymen Bilderlebens*. Bern: Huber.

Milner, M. (1988). *Zeichnen und Malen ohne Scheu. Ein Weg zur kreativen Befreiung*. Köln: Dumont.

Reynolds, F. & Kee, H.L. (2007). Contribution of visual Art making to the subjective well-being of women living with cancer. *The Arts in Psychotherapy, 34,* 1–10. https://doi.org/10.1016/j.aip.2006.09.005

Schneider, A. (2007). *Gemalte Nachrichten vom Schmerz. Vor 100 Jahren wurde die Malerin Frida Kahlo geboren.* Radiofeuilleton, Kalenderblatt (06.07.2007). Verfügbar unter: https://www.deutschlandfunkkultur.de/gemalte-nachrichten-vom-schmerz.932.de.html?dram:article_id=129759.

Schuster, M. (2016). *Alltagskreativität. Verstehen und entwickeln.* Heidelberg: Springer Spektrum.

Schuster, M. (2014). *Kunsttherapie in der psychologischen Praxis. Mit therapeutischem Praktikum und Selbsterfahrungsanleitungen*. Berlin: Springer.
Werfel, F. (2016). *Stern der Ungeborenen. Ein Reiseroman* (hrsg. v. K.-H. Guth). Berlin: Contumax-Hofenberg.
Zimbardo, P. G. (1990). *Shyness*. New York: Addison Wesley.

Weiterführende Literatur

Aissen-Crewett, M. (1989). *Ästhetische Erziehung für Behinderte. Ein Arbeitsbuch für die Praxis* (2. Aufl.). Dortmund: Verlag Modernes Lernen. (vergriffen, aber über Bibliotheken ausleihbar).
Aissen-Crewett, M. (2002). *Kunst und Therapie mit Gruppen. Aktivitäten, Themen und Anregungen für die Praxis* (5., verb. Aufl.). Dortmund: Verlag Modernes Lernen.
Ameln-Haffke, H. (2010). SpielKunst – KunstSpiel: Förderung von Kreativität. In H. Ameln-Haffke, B. Herrmann, R. Müller & S. Zielbauer (Hrsg.), *meine ART – deine ART. Inklusion und Empowerment in der kulturpädagogischen Arbeit mit Kindern und Jugendlichen* (S. 242–257). *Workbook*. Köln: Zentrale Hausdruckerei der Universität.
Ameln-Haffke, H. (2010). Ästhetische Erfahrung. In K. Ziemen (Hrsg.), *Inklusion-Lexikon, Sammlung grundlegender Begriffe zum Themenfeld Integration/Inklusion – Exklusion*. Universität zu Köln. Verfügbar unter http://www.inklusion-lexikon.de/index1.html.
Ameln-Haffke, H. (2015). *Emotionsbasierte Kunsttherapie. Methoden zur Förderung emotionaler Kompetenzen*. Göttingen: Hogrefe.
Ameln-Haffke, H., Herrmann, B., Müller, R. & Zielbauer, S. (Hrsg.). (2010). *meine ART – deine ART. Inklusion und Empowerment in der kulturpädagogischen Arbeit mit Kindern und Jugendlichen. Workbook*. Köln: Zentrale Hausdruckerei der Universität.
Becker, S. (2003). *Plastisches Gestalten von Kindern und Jugendlichen. Entwicklungsprozesse im Formen und Modellieren*. Donauwörth: Auer.
Becker, U. (2012). *Lexikon der Symbole*. Hamburg: Nikol.
Bestle-Körfer, B. & Stollenwerk, A. (2011). *Sinneswerkstatt Landart. Naturkunst für Kinder* (4. Aufl.). Münster: Ökotopia-Verlag.
Brandstätter, U. (2009). *Bildende Kunst und Musik im Dialog. Ästhetische, zeichentheoretische und wahrnehmungspsychologische Überlegungen zu einem kunstspartenübergreifenden Konzept ästhetischer Bildung* (2., unver. Aufl.). Augsburg: Wißner.

Cooper, J.C. (2004). *Das große Lexikon traditioneller Symbole* (vollst. Taschenbuchausgabe). München: Goldmann.

Düchting, H. (2005). *Paul Klee. Malerei und Musik.* München: Prestel.

Golombek, E. (2000). *Plastisch-therapeutisches Gestalten*, herausgegeben von der Arbeitsgruppe der Kunsttherapeuten in der Medizinischen Sektion am Goetheanum, Freie Hochschule für Geisteswissenschaft. Stuttgart: Urachhaus.

Grof, S. (1985). *Geburt, Tod und Transzendenz.* München: Kösel.

Goethe, J.W. von, Farbenlehre, *siehe unter Rupprecht.*

Kapteina, H. (1992). Grundsätzliches zur Verbindung von Musik und Malen. *Zeitschrift Musik-, Tanz- und Kunsttherapie, 3* (3), 232–236.

Kapteina, H. & Hörtreiter, H. (1993). *Musik und Malen in der therapeutischen Arbeit mit Suchtkranken.* Stuttgart: G. Fischer.

Kuhlmann, D. (2000). *Malen nach Musik. Musik nach Bildern. Möglichkeiten des fächerverbindenden Arbeitens in Musik und Kunst.* Donauwörth: Auer Verlag.

Leutkart, C., Wieland, E. & Wirtgensohn-Baader, I. (Hrsg.). (2004). *Kunsttherapie aus der Praxis für die Praxis. Materialien, Methoden, Übungsverläufe.* Dortmund: Verlag Modernes Lernen.

Michalski, U. & Michalski, T. (2005). *Das Ravensburger Werkbuch. Kreatives Gestalten. Zeichnen, Malen, Drucken, Filzen.* Ravensburg: Ravensburger Buchverlag Otto Maier GmbH.

Mills, J.C. & Crowley, R.C. (2011). *Therapeutische Metaphern für Kinder und das Kind in uns.* Donauwörth: Carl-Auer-Systeme Verlag.

Piesker, D. (2003). *Plastisches Gestalten und Modellieren mit Ton.* Wiesbaden: Englisch-Verlag.

Richter, C. (2009). *Jeder ist ein Künstler. Neue Ideen und Techniken.* München: Prestel.

Rupprecht, M. (Hrsg.). (1951). *Goethe – Die Schriften zur Naturwissenschaft*, Vollständige mit Erläuterungen versehene Ausgabe, herausgegeben im Auftrage der Deutschen Akademie der Naturforscher Leopoldina. Weimar: Hermann Böhlaus Nachfolger.
Dritter Band: Beiträge zur Optik und Anfänge der Farbenlehre (1961).
Vierter Band: Zur Farbenlehre, Didaktischer Teil und Tafeln (1973).
Fünfter Band: Zur Farbenlehre, Polemischer Teil (1958).
Sechster Band: Zur Farbenlehre, Historischer Teil, Ergänzungen und Erläuterungen (1959).
Siebenter Band: Zur Farbenlehre, Tafelband (1957).

Schwan, M. (2006). Die „Lebenslinie“. Visualisierungstechnik für die therapeutische Praxis. Eine Evaluation auf der Basis einer qualitativen Untersuchung mit chronischen Schmerzpatienten. *Musik-, Tanz- und Kunsttherapie, 17* (1), 40–48.

Schubert, G. (1982). *Klänge und Farben. Formen der Musiktherapie und der Maltherapie*. Stuttgart: Fischer.

Schuster, M. (1986). *Kunsttherapie. Die heilende Kraft des Gestaltens*. Köln: DuMont.

Schuster, M. (2016). *Wodurch Bilder wirken: Psychologie der Kunst* (überarb. Neuausg.). Köln: DuMont.

Seitz, M. (2016). *Kinderatelier. Experimentieren, Malen, Zeichnen, Drucken und dreidimensionales Gestalten*. Seelze: Klett/Kallmeyer.

Sickova-Fabrici, J. (2010). *Das Modellieren mit Ton in der Kunsttherapie*. Bratislava: Terra therapeutica.

Strand, C. (2008). *TanzBilder. BilderTanz. Von der Ballerina zum Derwisch*. München: Horncastle.

Straub, U. (2018). *Integrales Gestalten mit Tonerde. Grundlagen und Wirkung Integraler Kunsttherapie*. Bern: Hogrefe.

Werder, L. von (2013). *Lehrbuch des kreativen Schreibens* (2. Aufl.). Wiesbaden: Marixverlag.

Werder, L. von, Schulte-Steinicke, B. & Schulte, B. (2011). *Die heilende Kraft des Schreibens*. Ostfildern: Patmos.

Wieland, E. & Keßler, W. (2008). *Plastisches Gestalten in der Kunsttherapie. Ton, Gips, Holz, Stein. Techniken, Methoden, Einsatzmöglichkeiten*. Dortmund: Verlag Modernes Lernen.

Sachregister

Fotonachweis

Martin Schuster
Abbildung 1–11, 14–18, 24–27, 48–52, 61–67, 70, 75

Hildegard Ameln-Haffke
Abbildung 12, 13, 19–23, 28–47, 53–60, 68, 69, 71, 74, 76–101